# 五代中醫

## 《下》養生解毒50招

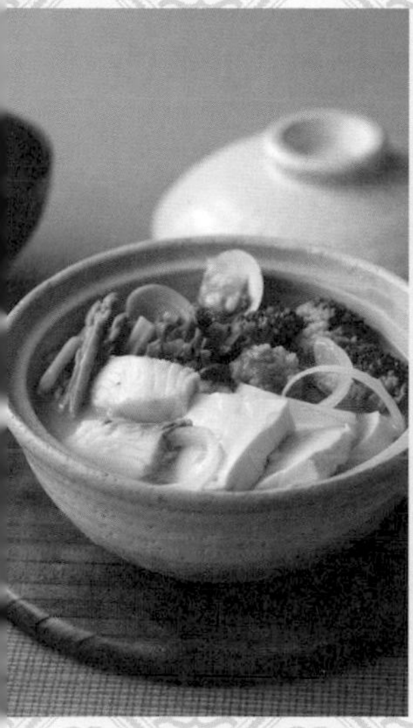
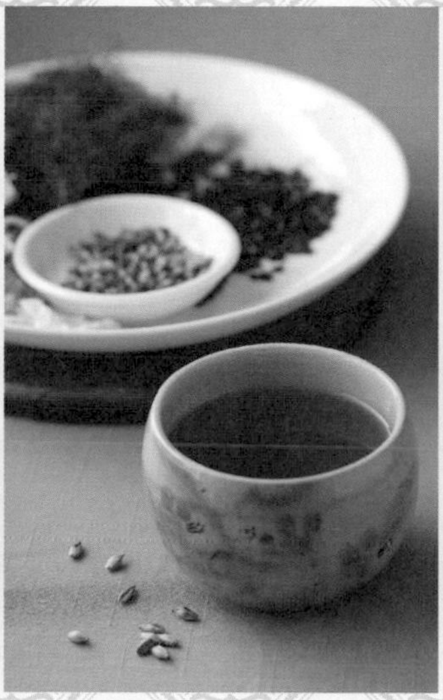
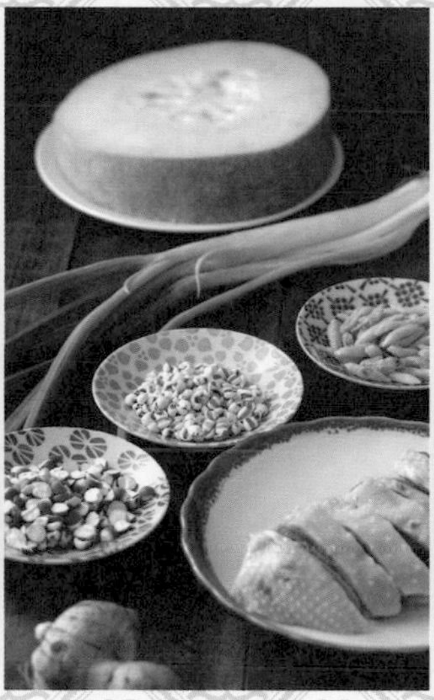
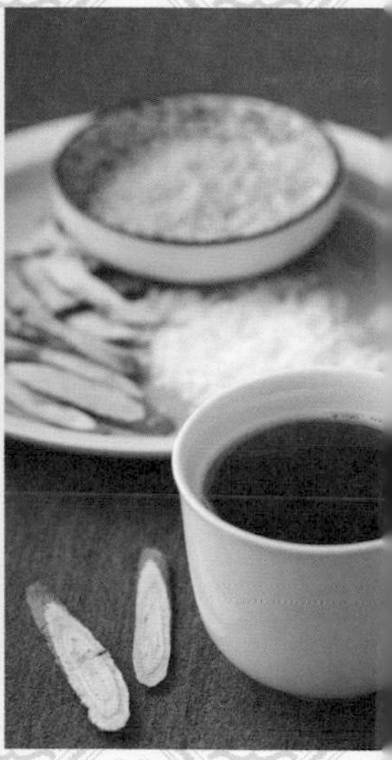

張鐘元
懷生堂第四代傳人
•
張維鈞
懷生堂第五代傳人
【著】

# 目錄



第1章

## 你了解自己的體質嗎？

## 五種體質大剖析，精準預測好發疾病



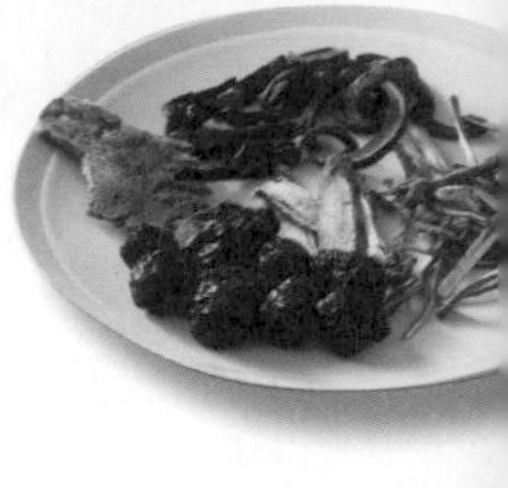

第2章

## 為你破解最容易弄錯的健康迷思！

到底是養生還是傷身？

## 序文

# 治病必求其本，更需講究「藥食同療」

坊間談養生食療之書籍汗牛充棟，真正由專業醫師所寫者少之又少，而由專業醫師所寫，又能依個人體質不同，各取其養生食療法則者，更屬鳳毛麟角。依照傳統醫學原理，任何健康法均不能違背「因人而異」之大原則，**中醫稱為「辨證論治」，意即患者之病徵及體徵，加以辨析，作為判別疾病與體質之證據，方能處以治法。**而目前市售之養生食療書籍，多以單一法治單一病，不論體質，若幸運矇對，則允為奇效；若不幸與體質不合，則每況愈下，如又堅持執行，終至積重難返者多矣。

舉例來說，近年來排毒之風氣盛行，多方倡導早晨起來立即喝下600cc冷水，言其促進陽胃蠕動、促進排便而具排毒健身功效。殊不知若體質屬氣滯血瘀，而生痰熱之便祕者，雖有一定效用；但若體質屬虛寒性，如氣虛甚至血虛者，初始亦有效，實行既久，寒氣入侵，體更寒而氣更虛，變症蜂起，藥石難救。此為不分體質，單以一法即欲達強身祛病之效，無異緣木求魚，乃非醫學之正路。

另，近來運動強身之風氣大為盛行，其用意良善，卻鼓吹運動必須大汗淋漓、上下衣服濕透方能顯效，聞者紛紛戮力實行，時日既久，其結果有初始改善，及其後反致健康卜滑者，亦有初始即顯現大虛更甚於平時者。究其原因，**乃汗水隨陽氣過度宣洩，日久導致耗氣傷陰，使臟腑皆衰。**中醫經典《傷寒論．太陽篇》中早已闡明，服桂枝湯發汗「以遍身漐漐微，似有汗者益佳，不可令如水流離，病必不除。」其理即在於陽氣得舒即可，不可過耗。

## ◆食物用對能養人，錯用亦能害人，不可不慎

而食療方面，《黃帝內經》有言：「治病必求其本，藥以祛之，食以隨之。」體現藥食同療之基本精神。**食物用對能夠養人，用錯亦能害人，仍應依體質而異。**例如肉類吃太多而得癌症者，體質多屬氣滯血瘀而生痰熱，化療時欲補充蛋白質，不應再補充牛肉，臨床上常見犯此者多致不救。而幾乎不吃肉類之營養不良者，體質多屬氣血兩虛，若得癌症化療時欲補充蛋白質，此時可給予適量牛肉，補充營養及體力，助其恢復。**由此可見，諸多養生食療法則均有一定前提，非孟浪者所能行耶。**

摯友張鐘元醫師，與吾情同兄弟，其父子所合著《五代中醫（上）家傳食療治百病》系列作品，示人以方圓規矩，首明體質，次言養生食療法則，秩序井然，誠屬不可多得之佳作，推出之際，一時洛陽紙貴，譽滿杏壇；讀過上集者，無不翹首期盼下集能夠早日問世。昨日接獲來電，言下集已輯，邀請為新書序，吾感道在天地間，唯岐黃之術裨益世人，而嘆其深博無涯矣，今鐘元兄父子集家族五代百多年之食療養生醫學精華，毫不保留公諸於眾，當樂而參其盛事，故為之序。

前中華民國中醫師全聯會理事長・永生中醫診所院長 **林永農**

# 序文

# 依體質、取食療，為中醫之正理

中醫古老經典《黃帝內經》曾提到：「凡欲診病，必問飲食、居處。」所謂居處，就是生活環境和生活習慣，**說明古代醫家早已發現疾病的形成和飲食、生活環境、生活習慣有著密切相關。**《黃帝內經》住在東方靠海居民多曬鹽、醃製魚乾，吃下太多鹽分，容易罹患癰疽瘡瘍等感染性疾病；而住在南方的熱帶居民，因食物不耐久留，所以常製成醃漬食物，如鹹菜、梅干菜、豆腐乳、豆瓣醬等，吃多了容易得到筋骨痠痛的毛病。**說明某種飲食傾向可以造成某些「特定疾病」**。

另外，中醫經典古籍《難經》中也提到：「憂愁思慮則傷心；形寒飲冷則傷肺；恚怒氣逆，上而不下則傷肝；飲食勞倦則傷脾；久坐濕地，強力入水則傷腎。」說明憂愁和用腦過度，對心不好；身體虛寒者又常喝冷飲冰品，對肺不好；常常生氣，情緒容易激動不易沉靜者，對肝不好；常吃太飽或勞累過度，對脾胃不好；常常處在濕氣很重的地方，或是勉強自己常碰冷水，對腎不好。腎又主骨，所以久居河邊濕地者也易患風濕性疾病，**說明特別的生活習慣和生活環境也容易導致某些「特定疾病」發生。**

## 治病必求其本，不能只重用藥

**在醫學進步的今天，治病多著重用藥，往往忽略致病因素之探討**，依吾臨床50年之經驗，治病同時若能深入了解患者飲食及生活不當之處，勸其改正，則用藥更能顯現有如神助，此為中醫強調「治病必求其本」之真諦。

同道摯友張大夫鐘元兄，家學淵源，醫藥世家，歷經五代一百二十餘載之臨床，活人無數，得其父張錫欽老國醫之醫藥真傳，及其母張莊灣太夫人之食療精華，尤擅長「醫食同療」，無毒治病，立起沉疴，醫界傳為佳話。近年鐘元兄與其長子張維鈞醫師，聯手發表《五代中醫（上）家傳食療治百病》系列著作，內容深入淺出，上集一推出即轟動杏林，洛陽紙貴，不論愛好養生人士或是中醫學院學生多人手一本，皆因所披資料彌足珍貴，字字珠璣，令人愛不釋手。各方好評之餘，均紛紛催促下集能早日問世。

今欣見鐘元兄父子兩代醫師，利用診餘之際，枯燈伴月，歷經兩年聯手完成《五代中醫（下）養生解毒50招》，**依體質、取食療、駁迷思，理法方藥兼具，不但發揚傳統醫食國粹，並輔以深厚之現代醫學、營養學根基**，崇古貫今，中學西用，裨益世人，對人類之養生與保健貢獻良多，非時下一般偏方書籍可比。今蒙鐘元兄之邀請，故樂而之為序也。

前台灣省中醫師公會理事長・前衛生署中醫藥委員會委員・玉安中醫診所院長 **吳元劍**

◆飲食與健康息息相關，正確的飲食才能保持身體健康。自古以來，由經驗累積傳承下來的食療方法，在養身療病上是有其明確的功效。張院長學養俱佳，關懷民眾健康的愛心值得敬佩，用心將家傳珍貴的資料，編纂成書，是一本值得推薦有價值的食療書籍。

前高雄醫學大學副校長・內科教授 **賴永勳**

◆近年來，西方醫學針對食物引起人體慢性發炎的研究方興未艾，其實古老的中國食療早已行之數千年。本書以現代人常見的病痛為經、簡易天然食療配方為緯，善用此書，讓您不「藥」可癒！

光田醫院耳鼻喉科資深主治醫師・弘光科大生科系講師 **沈炳宏**

◆生活中實用的「食療寶典」。

中華民國小兒科專科醫師・廖正雄小兒科診所院長 **廖正雄**

◆讓我可以自我改善「體質」的有效簡易方法。

中華民國家庭醫學科專科醫師・廖正雄小兒科診所主治醫師 **陳雅芬**

## 序文

# 崇尚自然，「不勉強身體」就是最好的養生法

中醫學歷史悠久，病理學的創見也遠在世界醫學之先，以《黃帝內經》肇始，講究「天人合一」思想，經歷代諸位先賢的不斷研究與闡明，成為一套完整的治療法則。中醫養生亦本於「天人合一」，視人體為一小天地，與外界的大天地相呼應，因此養生的最大原則就在於「崇尚自然」。有很多患者常問我某個養生法好否？**我最常說的一句話就是「只要實行起來很自然，沒有任何勉強，就是最好的養生法。」此為養生崇尚自然的具體實踐。**

中醫養生也非常注重養心，《黃帝內經．靈蘭秘典論》說：「心者君主之官，神明出焉。」所謂神明就是指精神心理，為身心一體的總指揮，因此養生必先養心，就連現代醫學亦證明「心理能影響生理」。以癌症為例，許多癌症死亡者，與其說是罹癌而死，不如說是因心理壓力而死。我臨床上屢見抗癌成功者，多是置諸死地而後生之樂觀者。

## ◆隨手可得的材料，最是就好的藥方

父親執業過程中有諸多軼事，值得在此臚列。日據時期經濟困窮，但父親對於窮人仍常資助。有產婦乳水不足，父親要她吃「花生燉豬腳」，婦人卻表明經濟拮据，沒有錢買豬腳，結果，父親不但不收醫藥費，還拿錢給她買豬腳。在當時看病不花錢，甚至還可以得到

錢的例子，只有我父親做得到。

又有一次，某病患終日打嗝不斷，任何方法試過都無效，求助父親。眼見家父取來一張金格紙（就是畫符用的黃紙），捲成香菸狀，叫病人坐正，口略往下，接著點燃紙菸。父親接著要病人大大吸三口煙，說：「3秒鐘內我可以治好你的病。」**眼見病人吸完三口，煙從鼻子慢慢的跑出來，父親問病人還會打嗝嗎？病人驚訝的搖搖頭，果然3秒鐘內不藥而癒。**

又一次，鄰居小孩腹瀉3天止不住，求救於父親。父親只問了一句：「有沒有發燒或肚子很痛？」小孩搖搖頭，父親隨即指了指園子的芭樂樹，**說：「摘三片嫩葉，洗乾淨，三餐飯前放入口中嚼爛吞汁，渣吐掉，就好了。」隔天小孩父母上門答謝說真是妙方，果然一葉減、兩葉止、三葉痊癒。**

吾兒張維鈞醫師傳承祖業，博覽群書，精通醫理，對於先祖留下來的陰陽五行、天人合一、崇尚自然法則的醫療方法，深窺箇中堂奧，並深研各種藥物和食物的屬性，又旁通古典和現代營養學的理念，取各種學術之精華融合，進而將可以應用於食療強身者臚列成冊，成為五代中醫系列著作。值此出版之際索序於吾，為父相當欣慰，作序於上，以茲鼓勵。

台南縣中醫師公會榮譽理事長・張鐘元中醫診所院長 **張鐘元**

## 序文

# 破除迷思，養生一定要「全面評估」

近十年來，各種養生方法方興未艾、紛紛出籠，但是，臨床上我卻常遇到許多原本調理得當的人，因誤用不適合自己的養生法，而功虧一簣。例如，我有個乳癌患者經過1、2年的調理，原本已漸漸走向健康之路，沒想到在最近幾個月內，突然迅速惡化。詳細問診後，她才告訴我，近來大便其臭無比。我說：**「大便很臭代表腸內腐敗很嚴重，毒素很多，人體七成的免疫力都在腸道，腸道充滿毒素，就等於免疫力突然喪失七成。」**這樣如何抵擋癌細胞？她說她聽從親友建議，每天從早到晚都吃很多魚，大便就開始變得又臭又黏，人也感到不太對勁。其實，她的腸胃消化和吸收功能一向不好，短時間內卻吃進大量蛋白質，消化功能無法負荷，一旦消化不完全，魚就在腸內快速腐敗、毒素暴增，免疫系統不堪負荷使癌症惡化；我請她暫時停止吃魚並集中調養腸胃，幾個月後就慢慢恢復健康。

## ◆再好的養生法，都不見得適合每個人

其實，**所有的養生法都有它使用的體質條件，並不是說多吃什麼就一定會得到健康。**因此，本書第1章的重點在於，養生先要明白「體質」，不弄清楚體質就貿然進行，等於是靠運氣，非常危險！我觀察一般坊間的養生法，發現有幾個嚴重的問題，包括：

### ❶ 不合理的養生法如雨後春筍般冒出

例如，「踮腳尖」走路可以「通督脈」之氣，結果許多人因此腓腸肌發炎，復健很久才好。或是過度強力按摩，按過之處的經絡反而變成陳年舊傷。

### ❷ 立論不錯，但過度強烈

例如檸檬含有維他命C，適度喝檸檬水有益健康，但某些理論卻鼓吹把整顆檸檬連皮帶籽磨碎榨汁喝。試問胃腸和肝臟被如此強大的刺激摧殘，能維持多久？

### ❸ 只強調某食物「含有」某種好物質，卻不管它同時「也含有」傷害性的物質

例如香蕉含有大量的鉀離子，理論上對心血管有益。但若從整體來看，其熱量也極高。若運動量足夠，多吃無妨；若你很少動又常吃很飽，飯後還再吃香蕉，身體要如何代謝這些熱量？**代謝一垮，三高就出現，光靠香蕉的鉀離子也沒用。**

### ❹ 該養生法理論上對人體有益，可是你的體質並不適合，要修正才能適用

例如番茄含有茄紅素，但其性寒，體質偏虛者喝多易腹瀉，造成好菌流失，消化系統紊亂。不過，只要將番茄煮過或改吃番茄炒蛋，讓寒性消失，就變得適合了。

因此，本書第2章中，**就是希望能夠破除「單一角度」的迷思，回到「全面思考、全面評估」的觀念，才能確保養生不會誤入歧途。**第3章中，我也提供好用的家傳食療，只要使用者的體質、病情相符，很快就能見效。

小時候，有一次吃魚卡刺，父親到廚房拿一根完整的韭菜，叫我一手拿著根部，另一手把尾部菜葉塞入口中，粗略咀嚼幾下後吞下，一小段韭菜隨即被拉入食道，然後再拉出，魚刺就被纖維帶出來；從此我就對醫術能夠「解決痛苦」感到很心動。

本書的完成，首先要感謝父母的協助，他們將家傳醫學和食療的功力源源不絕的注入到我身上，滋養我而使我茁壯。再來要感謝中醫界令人敬重的前輩——林永農醫師和吳元劍醫師，兩位前理事長答應為我們的著作寫序，實是莫大的榮幸，為本書增色不少。前高雄醫學大學副校長、內科教授賴永勳醫師，家庭醫學科廖正雄醫師、陳雅芬醫師幫忙推薦，以及賴弘敏醫師和采實文化永芬的全程協助，特此一併申表謝忱。

濟生中醫院院長・懷生堂第五代傳人 **張維鈞**

# 第1章

你了解自己的體質嗎？

# 五種體質大剖析，精準預測好發疾病

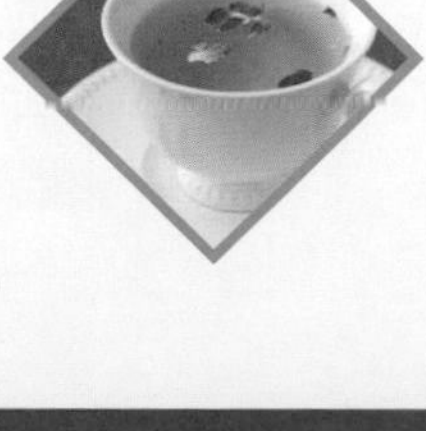

# 觀念1 「體質」才是疾病的源頭，也是對「症」下藥的依據

**中醫和西醫最大的不同，即前者非常強調處方時必須兼顧個人體質，以調整治療的方向和藥量比例，尋求徹底根治。因此，即使完全一樣的疾病，不同患者的用藥也不盡相同。為什麼「體質」這麼重要呢？中醫認為「症狀」只是疾病的警訊，「體質」才是疾病的源頭，體質若不調整，治病只能治標而已。治療時考量體質是中醫最大的特點，例如陰虛體質者的頭痛，治法絕對不同於氣虛體質者。**

「體質」是飲食、生活習慣、遺傳、居住地、人種，甚至是文化差異所共同形成的一種身體傾向。一樣的疾病和症狀，A適合的治療或處理方式，B卻不一定能適用。舉例來說，西方女性很少在生產後坐月子，也沒有進補的習慣，但是東方婦女則講究坐月子，認為這段期間要每天進補才能養好身體。

這是因為歐美國家物資充沛、營養充足，生活步調輕鬆，所以不須進補；然而東方女性自古以來大多營養不良，又有層層壓力，體質容易弱化，生產後氣血更是大

虛，當然必須坐月子進補。這就是飲食和生活環境的不同，所產生的體質差異。

## ◆當身體出現小毛病時，就是生病的警訊

我看病的經驗中，發現很多人搞不清楚什麼是體質？什麼算疾病？其實簡單來說，就是「先形成體質，後形成疾病」。**真正健康的人，身體會呈現陰陽平衡且氣血運行順暢的狀態，並不會特別屬於哪一種體質**，整體來說四平八穩。但是，人難免在飲食和生活習慣上有所偏頗或錯誤，身體為了因應這些偏差會啟動弭平機制，這是在我們不知不覺中進行的改變。

剛開始時身體調適能力還很強，並不會有任何不舒服，但是長期下來，身體會不堪負荷。**體質形成時，人已經處在亞健康（也就是介於健康與疾病間）的狀態，此時容易有不適感，雖不至於影響生活，但若不及時調整，時間一長，就會發展成疾病。**

不同體質者出現的狀況會不太一樣，這時候，如果不能解讀這些小警訊或忽略，最後就會慢慢發展成真正的疾病。這也是為什麼中醫能「從體質預測疾病」的原因，即預先採取措施，防止疾病的發展與發生。就算疾病已經形成，在了解體質之後，我們也能夠輕易掌握矯正和治療方向，只要不嫌太晚，都能克服疾病。

## 體質粗分三大類，了解便能預測疾病

**所謂的「體質」，是身體長期走偏方向後，出現的某種傾向，一般分為三大類，第一種是「虛證型」，第二種為「堵塞型」，第三種是較難應付的「混合型」。**

虛證型分為「氣虛」、「血虛」和「陰虛」三種。「氣虛」大多是過度勞累所造成，或是吃太飽引起的；「血虛」則大多是營養不良引起的缺血，女性月經過多、子宮肌瘤、子宮收縮不良、週期過短，造成經血流失太多或太快，來不及補充而貧血。男性則多因某些內臟慢性失血引起，狀況較複雜，例如慢性消化道出血，胃腸在暗中慢慢出血，日積月累終於貧血。

血液中紅血球的功能就是攜帶氧氣，所以血虛也會產生氣虛的症狀，包括疲倦、乏力、頭昏、消化不良等。「陰虛」則大多是熬夜晚睡所引起，或是吃太多甜食、高鹽、刺激或燥熱食物，損傷身體陰分所導致。

堵塞型則分為「氣滯」和「血瘀」兩種。**「氣滯」多因壓力過大、運動太少、思慮過度、進食過快和飲食生冷引起。**「血瘀」則常由陰虛轉變而來，陰虛者容易生熱、發炎，使血液變黏稠而堵塞；有的則是吃太多高熱量（高醣類、高蛋白、高脂肪）飲食，使膽固醇、三酸甘油脂過多而堵塞血管。

虛證型的體質要「補」，補氣、補血、補陰；堵塞型的體質要「通」，或行氣、或活血；混合型的處理起來最困難，要一面補一面通，補多會更淤塞，通多了就更虛，拿捏多少難度很高，一般患者很難自行處理，最好找有經驗的中醫師調理。

每種體質都有其容易發生的疾病，通常我只要問病人的職業和生活型態，大多都能判斷出他的體質，進而預測其將來容易得到的病症。凡其所由必有因，該是怎樣的結果，是跑不掉的。

某些人可能會覺得，身體只是偶爾有些小病痛而已，就不放在心上；然而，如果不加以改善、調理身體，就會慢慢發展成疾病，這也是為什麼能「從體質預測疾病」，即所謂的「治未病」。意即預先採取措施，防止疾病的發展與發生，才是真正的養生之道。

五代獨門

## 張院長養生觀

### 中醫藥性溫和，降低副作用

或許大家會有疑問，看西醫不也能治療疾病嗎？看診時也會詢問：「哪裡不舒服？」不也是對症下藥？其實，如果一個人得了重病，像是紅斑性狼瘡，西醫的治療力量的確會比中醫來得強。

但是，**藥效強的背後意義，卻是很容易傷身**，以治療紅斑性狼瘡的藥物——奎寧（Quinine）來說，它會抑制免疫系統，讓患者服用後立即得到緩解，但是肝臟會因此而受損，甚至出現問題。若是採用中醫治療，用「養陰」的藥物和食物就能逐漸改善，徹底治癒，而且沒有任何副作用。

# 觀念2 五大體質，決定人的健康與壽命

在我的經驗中，形成體質的原因，有三成來自遺傳，七成則來自生活、飲食習慣及個性觀念。不同的先天條件和後天環境會決定一個人的體質，當然也決定了健康和壽命。透過醫生分析你容易出現的症狀，以及患者對自己生活和飲食的全面檢討，兩者綜合起來就能通盤了解自己的體質。如此，就可以採用適當的藥物或食物加以矯正，接下來只要持之以恆，身體就會慢慢回復陰陽平和、氣血通順的健康狀態。

## ◆體質細分為五大類，從身體症狀就可看出

坊間大部分都將體質分為七類，也有九大類的，但就我的經驗而言，其實只有五大體質——氣虛、陰虛、血虛、氣滯、血瘀，**其他大多是這五大體質中的某幾類相加的結果**。

像是常見的「火熱」體質，一般是「氣滯化火」引起，這是因為氣滯者腸胃蠕動

功能減弱，腸道食物容易腐敗、壞菌大幅增加而產生火熱毒素，大便也會很臭。火熱體質有的是「陰虛」加上「血瘀」所引起，因為陰虛者容易生熱，而血瘀會使熱根深蒂固，這是由於血瘀者循環不好，無法順利將產生的熱帶走所導致的。

另外，還有所謂的「陽虛」體質，其實這是「氣虛」和「血虛」的綜合體，陽虛的人只要能夠好好補氣並補血，就能獲得陽氣。若是妄用溫陽的興奮藥，如附子、薑或喝酒，只能取效於一時，時間一長，必會耗盡氣血陰分。

其他像是「痰濕」體質，則是「氣虛」和「氣滯」綜合的結果，「氣」能夠推動身體內的水分運行，**「氣」的推力如果出問題，水分就會停滯，化為痰和濕**。綜觀以上說明可發現，體質只需分為五大類即可。

## 1 【氣虛】「睡眠」和「腸胃」問題調理好，就能補足流失的氣。

◆ **特徵：**呼吸氣短、乏力、懶言、胃口較差、消化很慢、容易疲倦、活動易喘氣和流汗，**很怕空氣不流通**、怕悶、容易感冒。嚴重時內臟會產生下墜感，**大便通常較軟、甚至爛如稀泥**，有些夾有未消化食物，一般來說臭味不重。大便次數一天至少兩次，甚至更頻繁，西醫常稱為「大腸激躁症」，歸為難治疾病。不過，中醫透過補氣的方法，尤其補脾胃之氣，則能完全根治。

## 暴飲暴食、過度勞累，最容易造成「氣虛」

我們常說人體由精、氣、神組成，氣和脾胃最為相關。氣虛就是指有氣無力、中氣不足等狀況，通常是因為工作過勞或是用腦過度所造成的。說話較多的人也容易有氣虛的現象，這是脾胃的中氣從肺部散掉的結果。

運動量過大的人也容易氣虛，中醫強調，運動的目的是為了帶動循環，達到目的就可以了，不要拚死拚活把氣都用光，**通常每天半小時的快走就足夠，不需大汗淋漓或是氣喘如牛，否則氣只會更虛而已。**運動過度激烈，短期內或許沒有影響，但是時間一久，容易危及生命。

常暴飲暴食的人也容易發生氣虛，吃太飽或太快皆非常傷氣，在已開發國家中最常見。高度競爭讓人民承受的壓力越來越大，暴飲暴食變成最普遍的舒壓方法，是氣虛的原因之一。氣虛的人，只要吃飽飯就會覺得很累、很想睡覺，尤其是晚餐過後。

另外，失眠或熬夜的習慣也會導致氣虛。很多人白天用腦過度，影響晚上的睡眠品質，導致身體無法在睡眠時間好好完成修復。良好的睡眠不但能補氣，也能養足陰氣，睡眠不好會同時產生氣虛和陰虛，影響很大。**因此，要治大病時，必先處理「睡眠」和「腸胃」問題，處理好後，大病就會變小病，小病會化無病。**

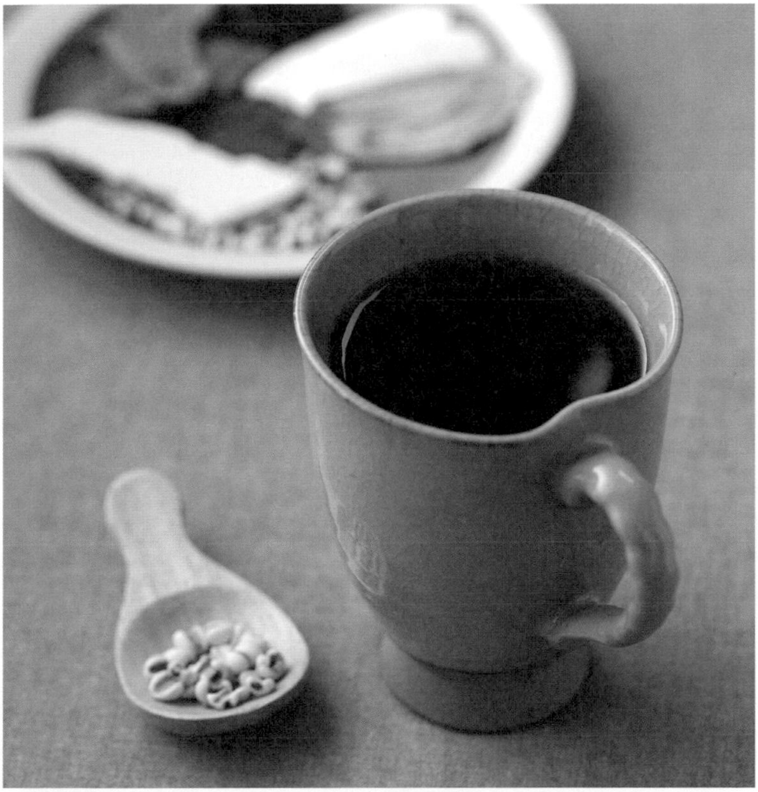

## 氣虛體質食譜 【七味異功飲】

◆ **材料：**人參 6 公克、白朮 12 公克、茯苓 12 公克、山藥 12 公克、薏仁 12 公克、陳皮 3 公克、甘草 1.5 公克

◆ **功效：**補氣健脾。改善疲倦乏力、言語短氣、飲食減少、消化不良、胸悶胃脹、大便軟散等現象。

◆ **作法：**簡單清洗藥材後，用 1000 ～ 1500cc 的冷開水浸泡半小時，再用大火煮沸，之後轉中小火煮至 300 ～ 450cc 左右。

◆ **喝法：**可分 3 次服用，三餐飯前 10 ～ 30 分鐘喝效果最好，其他時間亦可喝。

## 2 【陰虛】適時補充水分和足夠膠質，能養足缺少的陰氣。

◆**特徵：**體溫較高、容易燥熱、上火、**易瘦不易胖**、手心熱、腳心熱、容易心煩、急躁、易怒。午後到傍晚容易覺得身體不適，或燥熱較明顯、口乾咽燥、不易入睡，甚至失眠。**睡醒後容易口渴或眼睛乾**、心跳過速、頭暈耳鳴、**女性月經週期短**、男性早洩遺精、腰膝酸軟、**小便顏色較黃**、大便較細。

### ◆熬夜、重口味、水喝太少，易造就陰虛體質

中醫認為，人體的生理活動分成陰、陽兩類，**「陽」是指我們的動力和溫度，「陰」則負責滋潤和降溫**。陰虛的人會出現看起來陽氣很旺、容易上火的假象，這是因為陰太少不足以制衡陽，所以陽氣會過度的釋放，而產生很多火熱。

這種熱不可隨便用瀉火的方式瀉掉，而是要用「補陰」或「養陰」的方式處理，只要陰氣足夠，陽氣自然能趨於平衡。

長期亂瀉火，對身體是很傷的，有些人對中醫了解不夠，以為有熱就要瀉，剛開始瀉火時，真的會舒服一些，其實瀉掉的是身體寶貴的元氣，所以無法斷根，只會暫

時舒服。長期下來，陰氣、陽氣皆傷，就會變成「陰陽兩虛」，身體更難以補救。

除非是熱勢過亢而暫時瀉火，否則不能貿然使用，像是亂喝苦茶、青草茶、吃黃連，或濫用「龍膽瀉肝湯」等寒涼方劑，以免傷及腎氣，演變成終身洗腎。

就我臨床觀察，發現造成陰虛體質的原因，不外乎下列這兩個：

### ❶ 熬夜晚睡

睡覺主要的作用就是在「養陰」，也有補氣的效果。如果長期熬夜晚睡，入睡的時間會越來越晚，睡眠品質也會越來越差。**這種「熬夜苦撐」的習慣，正是傷害陰氣的最大原因，特別容易發生在學生或考生身上。因為長期熬夜讀書，等發現身體不舒服時，陰氣已嚴重不足。**

### ❷ 吃太多甜食、高鹽或燥熱食物

蔬菜和水果是非常具有養陰作用的食材，蔬果吃太少容易造成陰虛。很多食物都含有養陰的物質，肉類也不例外，但是，這些食物經過高溫烹調後，養陰的物質會大幅減少，甚至完全失去。

所以，就算是吃魚、肉，也該用清蒸、水煮料理，不要高溫煎、炸、烤，以免傷陰。像是將食物煎得香味四溢，多半都已失去「養陰作用」，對身體沒有益處，要特別注意。

鹽也是一種刺激物，會讓我們有振奮的感覺，其他像辣椒、胡椒、酒和咖啡因也都一樣，會刺激感官和神經，讓我們覺得快樂，其代價就是會長期消耗身體的陰氣。**一旦陰氣被消耗完，就會覺得不夠暢快，導致口味越來越重**，等到覺得不對勁時，往往已積重難返，回不去了。

## 多吃蔬果、多喝水，補充陰氣效果最好

人體的陰氣有「滋潤」和「降溫」的作用。關於滋潤，中醫稱之為「陰液」，主要是「水分」加上「膠質」組成。只要適時補充水分和足夠膠質，便能維護陰氣。

近來因古裝連續劇當紅的中藥材「阿膠」，是以驢皮熬製而成。雖然吃這些動物膠質可以補充膠原蛋白，預防陰虛，不過，膠原蛋白吃進體內後，會被消化成胺基酸，**人體要利用這些胺基酸再度合成膠原蛋白，則需要大量的維生素C**。若沒有足夠的維生素C，膠原蛋白吃再多，也只是得到一些胺基酸而已。

至於水分的補充，**我個人的習慣是早上起床先喝200cc的溫水，之後每一小時內喝**

**100～150cc，依冬天、夏天流汗量不同而定。每一口水含1、2秒後再吞下**，這樣的喝水方式，對人體的利用效率最佳，也最能補充陰氣。

基本上，提議大家最好不要等到口渴，才大量灌水，或是久久才喝一次水，那是不對的。

## 尿液太黃，表示水喝太少

至於喝多少水最適宜？有個技巧供大家參考。

請觀察自己小便的頻率和尿液的顏色，原則上，兩次小便的間隔不能短於一個半小時，或長於2小時，尿液顏色要為淡黃色，**間隔時間過長或尿液顏色太深黃，皆表示水喝太少，反之則是喝太多水了**。

多吃蔬菜和水果，能使陰氣降溫，也是養陰的重要方法。主要是因蔬果含有許多抗發炎和抗氧化的成分，像是胡蘿蔔素、葉黃素、茄紅素等，能幫助「降溫」，使身體不會過熱或發炎。

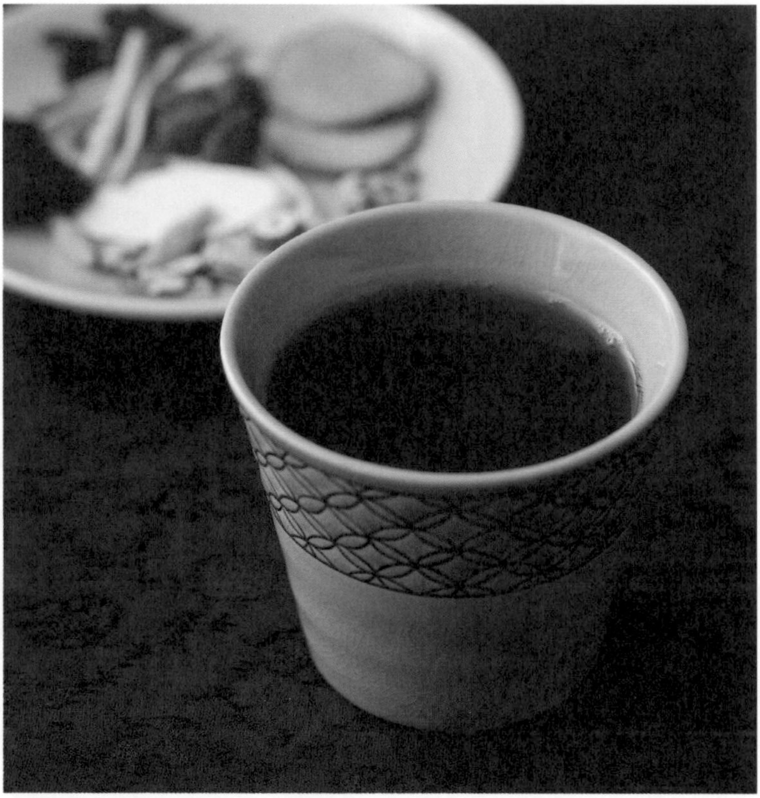

## 陰虛體質食譜 【沙參地黃飲】

◆ **材料**：沙參 6 公克、麥門冬 6 公克、生地 6 公克、牡丹皮 3 公克、山藥 6 公克、茯苓 6 公克、澤瀉 3 公克、山茱萸 6 公克、砂仁 3 公克

◆ **功效**：滋陰、降火、補腎，改善虛火旺盛、體虛不能受補、腎精虧損。

◆ **作法**：藥材簡單清洗後，用 1200cc 冷開水浸泡半小時，再用大火煮沸，之後轉中小火煮至 500cc 左右，趁熱裝入保溫罐中，可隨時飲用。

◆ **喝法**：每次倒出 50cc，溫涼喝下，大約每小時喝一次。

## 3【血虛】多吃營養食物，以補充造血所需的原料。

◆**特徵：**臉色蒼白或暗黃、**下眼瞼翻開色淡白無血色**、嘴唇呈淡粉紅色、指甲顏色偏白或變薄脆弱、**舌質淡嫩或蒼白**、容易疲倦、缺氧、頭昏眼花、頭暈、心悸、健忘、常打呵欠、睡眠品質差、**容易掉髮**、腰腿痠軟、肌肉無力、**手腳冰冷或發麻**、月經量太多或太少或經血色淡、男女性功能下降。

### 營養不良就容易缺血，多發生在吃素的人身上

什麼情形容易造成「血虛」呢？**最常見的就是「營養不良」**。所有造血的原料都是來自於食物，特別是葉酸、鐵質和維生素B12這三種營養素。葉酸在綠葉蔬菜中最多，但是鐵質和維生素B12則大多存在於動物肉品中，長期吃素的人就容易因不足而產生「血虛」。至於愛吃肉、不喜歡吃蔬菜的人容易缺乏葉酸，同樣也會血虛。

**很多人都以為缺血就要補鐵，這是錯的**，必須先了解貧血的類型，可粗分為「大球性貧血」和「小球性貧血」，前者是缺乏維生素B12成葉酸而使紅血球太大顆；後者是缺鐵而使紅血球太小顆，讓紅血球攜帶氧氣的功能大幅下降，造成血虛。若不弄清

楚就胡亂補血，只會讓貧血的情況更糟糕，缺血更嚴重。

有些人營養攝取均衡，卻仍然出現血虛的現象，這就必須考慮到是否因下列3種情況而造成的：

### ❶ 消化不良，胃腸不好

腸胃不好的人消化不良、吸收也差，就算攝取許多營養，身體能得到的卻很有限，造血原料還是不夠用。有些人知道腸胃不好易造成營養不良，每餐刻意吃很多食物，以期能多吸收營養，這是不對的。過度進食會使腸胃變差，以致吸收得更少，甚至腹瀉，反而得不償失。

若沒有發生腹瀉，也會因為腸道中未消化的食物太多，造成「腸內腐敗」，毒素大增，產生「自體中毒」，身體要排除毒素反而要耗費更多能量，損傷氣血，腸胃也會弄得更糟。因此，**腸胃不好的人要少量多餐，每次進食要以能夠全部消化吸收為主**，營養能完全吸收，自然能順利造血。

我在臨床上還常見到，許多檢查出貧血的患者會立即補充鐵劑，結果身體反而更差了。因為素食者缺鐵大多是食物中含鐵不足所致，可以補充鐵質；但是葷食者缺鐵則大多是腸胃太差，鐵的吸收不良所引起，只要調理好腸胃即可。

**鐵劑是非常傷胃的藥劑，腸胃差的人吃太多，容易把腸胃弄壞，營養無法吸收，身體當然更差。**爺爺曾説過：「腸胃失調不只是腸胃問題，全身都會出問題。」我若遇到缺鐵性貧血的病患，通常先開補脾健胃的藥，就可以改善。

此外，飲食習慣不良也會讓腸胃變差，例如愛喝咖啡、冷飲，飯後立即喝茶，或常吃甜食、糕點、麵包、餅乾等刺激食物，暴飲暴食及愛邊吃飯邊聊天等，都是導致血虛的原因。

腸胃不好的人非常需要正確而完整的養生知識，如作息正常不熬夜、三餐定時、營養均衡、適量運動、遠離毒素等，調整成最佳的生活和飲食狀態，使腸胃不再惡化，再加上適當食療和藥物調理，就能改善腸胃問題，血虛的現象自然會消失。

### ❷ 血液流失過多，例如月經、胃出血

我們的身體有自動保持血量平衡的功能，一旦血液流失就會啟動造血機制作適當的回補。當身體某些部位發生大量出血或長期滲血，血液流失過多來不及補充時，也會產生血虛。**女性最常見的就是經血量過大，男性則是慢性胃潰瘍出血。**

月經出血量太大通常是雌激素過多的緣故，雌激素會刺激子宮內膜過度增生，使

出血量變大，也容易長出子宮肌瘤。子宮肌瘤會妨礙子宮收縮，使得月經難以停止，長期下來當然容易貧血。

治療這種貧血時，千萬不要一味的用四物湯補血，因為四物湯裡面有當歸，越補雌激素越高，出血量就越大。一定要先處理雌激素，用涼血、養陰和活血的中藥調理，並盡量不要接觸會引起雌激素過高的食物，如起士和所有接觸過塑膠製品的熱食等。**另外，環境荷爾蒙含量過高的物品也要少接觸，如清潔劑、非天然抗菌或殺菌產品、感熱紙等。**

## ❸ 因疾病而生的慢性出血，例如血尿、大腸癌

男性由於沒有月經，除了外傷很少會失血，因此，男性的貧血除了營養不良外，最主要就是慢性失血，一般多是胃潰瘍引起。男性承受的壓力通常比較多，常常會超量飲食，吃飯又不細嚼慢嚥，較容易得到胃潰瘍。

其他像是慢性腎臟炎造成的長期血尿，或大腸癌等，都容易有慢性失血的症狀。**處理的重點是先醫好病灶讓出血停止，而非急著補鐵，大量補鐵反而會讓器官發炎更厲害，失血更嚴重。**

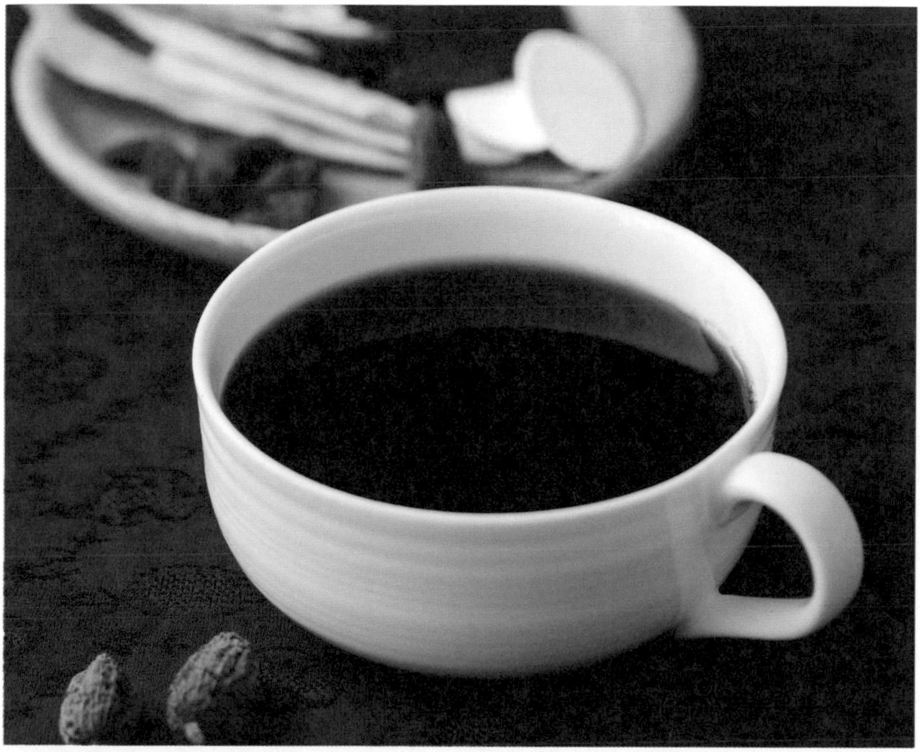

## 血虛體質食譜 【參耆小營煎】

◆ **材料：**黃耆 12 公克、黨參 6 公克、當歸 6 公克、白芍 6 公克、熟地 6 公克、山藥 6 公克、枸杞 6 公克、甘草 3 公克、砂仁 3 公克

◆ **功效：**改善頭昏眼花、頭暈、心悸、健忘、注意力不易集中、多夢、常打呵欠、睡眠品質差、容易掉髮、月經量少、易缺氧、怕冷。

◆ **作法：**藥材簡單清洗後，用 1200cc 冷開水浸泡半小時，再用大火煮沸，之後轉中小火煮至 500cc 左右，趁熱時裝入保溫罐中。

◆ **喝法：**每次倒出約 50cc，待溫涼時喝，大約每小時喝一次。

◆ **注意：**女性可在月經結束後連喝 5 ～ 7 天；**男性檢驗出有貧血者，不宜飲用此方**，因男性貧血狀況較不單純，有可能體內有不正常出血，應親自看診找出病因為宜。

## 4【氣滯】放輕鬆，不擔過多壓力，氣自然能順暢運行。

◆ **特徵：**容易打嗝、噯氣、**放屁**；腸胃容易脹悶、脹痛、腸鳴或陣發性疼痛；大便不順，形狀易斷或細碎，便前腹痛，大便時排氣明顯；容易胸悶、胃堵悶感、不易入睡、煩躁與焦慮，運動後症狀減輕；**女性月經期來時，乳房或小腹脹悶或脹痛，情緒起伏變大**；容易緊張、常感肩頸僵硬。氣滯者不易心平氣和，對很多事看不順眼，性急而不耐煩；**特別怕空氣不流通、悶熱**，或是空氣品質不佳。

中醫認為氣的運行方向分為「濁氣下行」及「清氣上行」。這是由中醫所說的「脾經」、「胃經」和「肝經」共同作用的結果。脾經和胃經管理所有消化、吸收和進食的功能；肝經管所有情緒、消化道向下蠕動和所有濁氣向下、清氣向上的功能。

濁氣就是我們的飲食廢物，經由腸胃道向下輸送排泄，廢物排出之後清氣才能上行，使我們頭腦清明、精神舒暢。**氣滯就是濁氣往下排出時不順暢，造成堵塞並逆向往上跑，占據清氣上行的路徑所致。**

形成氣滯的原因多來自情緒和壓力，不論是環境或自己造成的，中醫稱為「七情」，即喜、怒、憂、思、悲、恐、驚。根據我的臨床經驗，下列3種狀況最容易造成氣滯：

### ❶ 過度要求完美，會傷害「肝經」

**太要求完美、負太多責任、過度積極進取、太聰明、愛計較、不得志、不滿足、暴飲暴食的人都容易氣滯，「壓力」更是主要原因。**現代是高度競爭的社會，幾乎人人都在和壓力抗爭，適度的壓力雖能使人奮發向上，若壓力太大無法有效調適，就會造成氣滯（肝氣鬱滯）而傷害肝經。

### ❷ 用腦過度，容易「氣滯」

當我們集中思考、用腦時，腸胃是完全停止蠕動的，若時間短暫，當然不會有太大影響；若持續用腦，腸胃停止蠕動的時間太久，就容易氣滯。

職業上必須持續用腦，或個性上喜歡動腦思考，甚至才剛吃飽，就急著動腦的人，長久下來，身體和精神都會出現問題。**建議吃飯時絕對不要用腦思考，飯後半小時內要盡量讓大腦休息，放鬆身心，讓腸胃消化吸收完畢後，再讓大腦復工。**

### ❸ 身體承受的變化太大，「肝臟」負荷大

對身體來說，外在環境和身體內部的改變都是一種壓力，像是太熱、太冷或速度太快、過度缺乏營養等，只要這個變化還在容許的範圍內，身體都能夠自動因應和克

服，這就是所謂的「代償作用」，過程中會消耗很多能量。

但是，如果這個變化太大或太久，超出身體耐受範圍，剛開始身體仍能勉力處理，只是必須消耗更多能量，久了身體疲於應付，代償能力終究會減弱，甚至消失，身體就開始出問題。

例如，有些人吃飯很快，不到15分鐘就吃完一餐，完全沒有細嚼慢嚥，食物在口腔中的初步消化幾近於零。於是，消化重擔就得完全讓腸胃承受，剛開始腸胃也的確能夠勉強負荷，時間一久，便會產生腸胃疾病。

或許有些人會認為，自己吃飯很快，也沒有得到腸胃病。這可能是因為天生腸胃功能較好，但是，隨著年紀增長，消化功能會漸漸下降，若還是不改變吃飯太快的習慣，腸內未消化的腐敗物會慢慢增加，一旦腐敗菌釋放出大量毒素，讓肝臟終日忙著解毒，疲累過度，不知不覺就會出現肝病，甚至罹患肝癌。中醫所謂「胃實不受，傳之以肝」，就是這個道理。

有些人習慣重口味，調味料吃很多，身體長期處在過度負荷的情況而不自知。調味料對味覺其實是一種刺激，會讓人得到欣快與滿足的感覺，但刺激久了會麻痺，口味會越來越重，身體的負荷也就越大，久了便容易爆發肝腎或心血管疾病。

所以，**飲食最好以清淡、清爽為原則，不偏於任何一種口味。因為喜吃鹹者易得**

**腎病、喜吃甜者易得脾胃病、喜吃酸者易得骨病、喜吃冷者易得肺病、喜吃辣者易得大腸病**。此外，吃飯、行動及大腦運作勿過快，「不疾不徐」能避免負荷過大，傷害身體。總之，只要身體游刃有餘，新陳代謝就能維持在最佳狀態。

## ◆運動量要適中，以免大量耗氣

運動具有極佳的「行氣」效果，氣滯患者大都能透過運動獲得好轉，但要注意的是，必須是「適度的運動」，一旦運動過度，會大量耗氣。**調整方法要像戒毒一樣，慢慢減少運動量，不要一下子就停止，否則容易不適應，因全身不對勁而失敗**。

如何知道有沒有運動過度呢？下列4項是最重要的指標：

1. **呼吸**▼保持在還能說話但無法唱歌的程度，不能喘不過氣或說不出話。
2. **心跳**▼大約保持在每分鐘110下，但不能超過130下。
3. **出汗量**▼運動後以「微微出汗」最適宜，若上衣全濕透，表示已過量。
4. **疲倦感**▼運動後要感覺神清氣爽，隔天不能出現比以往疲憊的狀態。如果早上醒來後仍精神不濟，就是氣虛的徵兆。

## 常伸懶腰能放鬆身體，讓氣血順暢

此外，藉由按摩、泡腳或做SPA，也能解除氣滯。但要注意的是，按摩力道務必以「舒柔和緩」為宜，尤其體型不壯者，千萬不要忍受推拿過程中的疼痛，否則易有內傷。

如果是自行使用按摩器，**剛開始切勿使用過久，最多10分鐘就好，讓身體先適應，再慢慢增加時間，但以不超過半小時為原則**。近幾年流行的「敲膽經」，敲打過度的疼痛要2天後才會出現，容易讓人失去警覺性，要特別小心。

伸懶腰和打哈欠就能紓解氣滯，隨時隨地都可以進行，每做一次能解除**60%**的氣滯。平常很少伸懶腰和打哈欠的人，表示一直處於緊繃狀態，長久下來睡眠和免疫力越來越差，毛病也會越來越多。

五代獨門

張院長養生觀

### 洗澡時唱歌能「消除氣滯」，飯後一根菸最傷身

最近有研究指出，紓解氣滯最容易操作又完全不花錢的方法，就是「洗澡時唱歌」，能解除 80% 的氣滯。雖然很突兀，但細想卻覺得很有道理，洗澡可以放鬆身心，唱歌時的吐氣、吸氣也是很好的抒發方法。

有些人覺得抽菸也是在吐、吸氣，可以抒發鬱積，但是，香菸中的有毒致癌物質，高達 69 種以上，**其中又以飯後一根菸的毒害最嚴重。因為吃飽後的身體會啟動吸收功能，把毒物完全吸收，得不償失。**

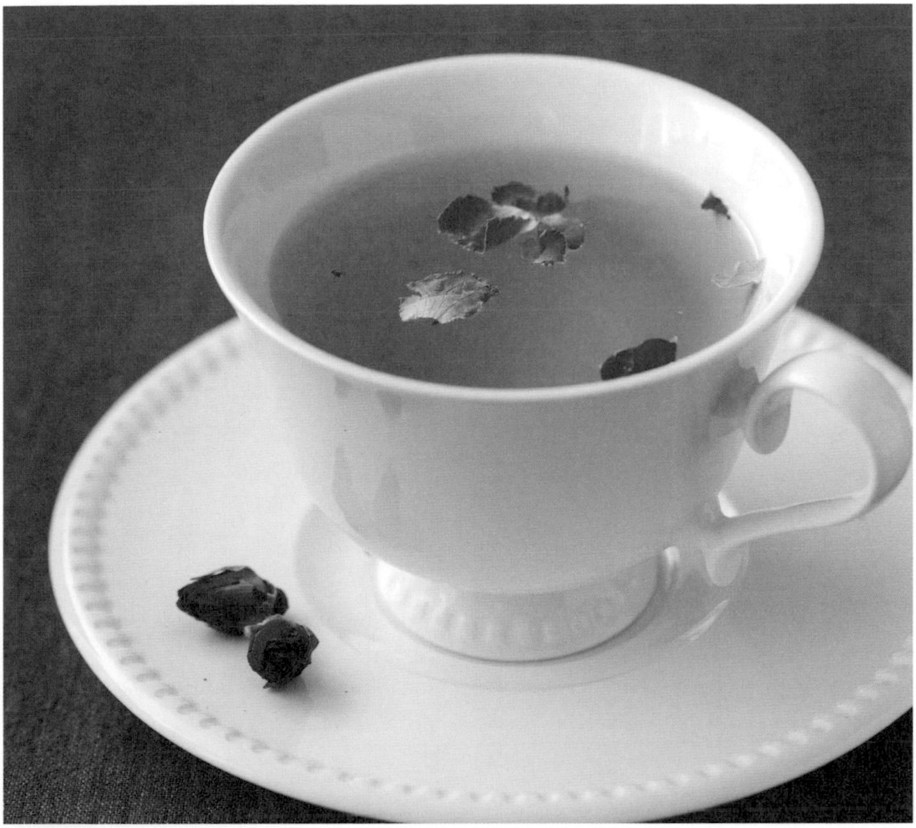

## 氣滯體質食譜 【玫瑰紫蘇飲】

◆ **材料：**玫瑰花 6 公克、薔薇花 6 公克、紫蘇 6 公克、陳皮 3 公克、羅漢果少許（捏碎看有幾顆種子，果皮就分成幾份，一次使用一份果皮和一顆種子）

◆ **功效：**改善煩躁、胸悶、呼吸不順暢。

◆ **作法：**藥材簡單清洗過後，放入保溫罐中，沖入 500cc 滾燙開水，將蓋子旋緊勿使走氣，半小時後即可飲用。

◆ **喝法：**每次倒出約 50cc，待溫涼時喝，飯後一小時後開始飲用為宜，大約每 15 ～ 30 分鐘喝一次。**肚子太餓時，請勿飲用。**

## 5【血瘀】飲食宜清淡，減少代謝的廢物，血流便能暢通不黏稠。

◆**特徵**：身體容易痠痛、肩頸或腰背僵硬、**容易閃腰**、胸口悶痛、睡時壓迫側易麻木、睡醒時身體僵硬疼痛、**洗好澡後身體會癢**、半夜或天冷時小腿易抽筋、腳比手明顯容易冰冷、肢體越末梢感覺越麻木、間歇性跛行、面色或唇色較晦暗無光澤、身體易出現瘀斑或色斑、**易有黑眼圈**、臉部皮膚有紅色血絲、**容易健忘**、**心煩**、**失眠**、傷口癒合不良、肌膚乾燥甚至龜裂、身體某些部分快速退化、舌色暗紫，甚至有瘀點或瘀斑。

血瘀是指血液的循環流動出現障礙，若把血流比喻為水溝，就像水溝裡的水流動不順暢一樣，久了就會生苔、生垢、發臭，原因不外乎下列的情形：

❶ **血液太黏稠**▼即水溝的水太髒、太黏稠，不易流動。當血液太黏稠時，在血管中的流動會變緩慢，也容易缺氧。

❷ **血管被堵塞**▼即溝道裡的障礙物太多，產生重重的阻礙，甚至堵死，就像血管裡的血栓一樣。

❸ **血管硬化**▼血管輸送血液要靠彈力，如果血管本身硬化，血液輸送也會出問題。

血瘀的人因容易缺氧，身體組織會出現全面性的衰退，並產生各種發炎症狀、不易治癒的疼痛和一些奇難怪症。中醫有句經典名言：「怪病、久病必責血瘀。」就是這個道理。

## ◆氣血不通全因血太黏稠，愛吃外食、甜點的人最危險

很多人會有這樣的疑問，血液在血管中流動，為什麼會變黏稠呢？古時候科學不發達，查不出原因，只觀察到「高粱厚味」，也就是飲食太過豐盛造成的。膽固醇和三酸甘油脂過高，使血液變黏稠甚至阻塞，也因此產生「越營養，越危險」的說法。

當然也有一部分是來自於中年後的老化，因為血液循環變差而變黏稠。但是在我最近的臨床經驗中發現，**很多年輕人的血液循環狀況，比老年人還差，絕大多數是因為吃太多外食和西點，攝取過多壞油和有害添加物造成的。**

壞油會破壞血管，身體為了修補血管，會製造許多膽固醇，如果要清除，就必須派出許多白血球，於是，各式各樣的發炎、疼痛和過敏就產生了。

其實，**只要停止攝取壞油，發炎和過敏就能漸漸停止**，之後只要開始攝取好油及配合天然藥物調理，痊癒的速度會更快。

所以，我經常主張要吃食物的「原型」，不要吃加工品，例如，吃豬肉而不吃豬肉製成的貢丸、香腸、肉羹、熱狗等。

外食族也要盡量選擇低溫烹調，清蒸或水煮的食物，例如，米飯、粥類、水餃、火雞肉飯便當等。只要用心挑選，就能避開許多危險食品，讓血液變乾淨。

## ◆受傷、久坐及不愛運動，也會形成血瘀

撞擊、不當用力而拉傷筋骨組織，影響局部血流等，也會造成血瘀。前者千萬不能推拿，用冰敷或其他消炎消腫措施即可；後者只要沒有明顯的紅腫熱痛，就可以推拿，但是手法不能過重，必要時，最好找醫師診斷治療。

血瘀的另一個原因是久坐、久臥或運動不足，久不動會產生氣滯，而血的運行是靠氣來推動，一旦推動不順就會血瘀，最常發生在好逸惡勞的人身上。中醫的治療以「行氣活血」為主，並配合飲食及運動，方能改善。

此外，長期姿勢不良或職業使然，容易反覆受傷的人，也會產生血瘀，只要改變姿勢，或使用適當工具輔助過勞的筋骨，就能解決。

**血瘀體質者，一定要少吃糯米等黏稠性，或是高甜度的食物，像是香蕉、榴槤、**

**荔枝、龍眼、釋迦等太甜的水果。**

因為血液已經很黏，若再吃這類食物，容易加重血瘀體質，使循環更加惡化。

此外，藥物吃進體內後，必須經過血液運行才能發揮療效，血瘀體質者循環不佳，藥效自然發揮較慢。

因此，請各位切記，唯有先改變血瘀體質，才能加強療效。

五代獨門

## 張院長養生觀

### 解除血瘀症狀，「惡性腫瘤」自然會消失

當身體血瘀時，容易出現一些疼痛、腫塊或是瘀血，像是常見的婦女痛經、子宮內膜異位和肝硬化等，嚴重者，容易出現各種癌症和腫瘤。所有體質中，**「血瘀體質」最容易出現腫瘤。**

我常說，癌腫跟血瘀的關係是密不可分的。當你大吃大喝又不運動，讓血液循環變慢時，除了有心臟病和腦中風的危險外，長期下來也會因為血瘀而缺氧。「缺氧」正是癌細胞最喜歡的環境之一，影響體內細胞的分裂，分化成癌細胞，進而演變成腫瘤。

### ◆ 改掉壞習慣，血瘀消失，「癌細胞」也會消失

很多人說癌症和腫瘤沒辦法治療，其實，只要在發現時，盡快改善瘀血和缺氧的情形，通常都能得到極佳的成果。**因為癌細胞是由正常細胞在惡劣環境中轉變而來的，**只要改善身體狀況，給細胞一個正常的環境，就能真正治癒癌症。

以中醫的角度來看，**改善血瘀體質是根本之道，藥療、食療之外還要適度運動，增加血液循環和含氧量，**讓細胞的分裂變回正常，舊的腫瘤細胞終究會死去，替換為新生的正常細胞，讓腫瘤慢慢縮小不見。一旦器官和組織的功能逐漸恢復正常，病情當然會好轉。

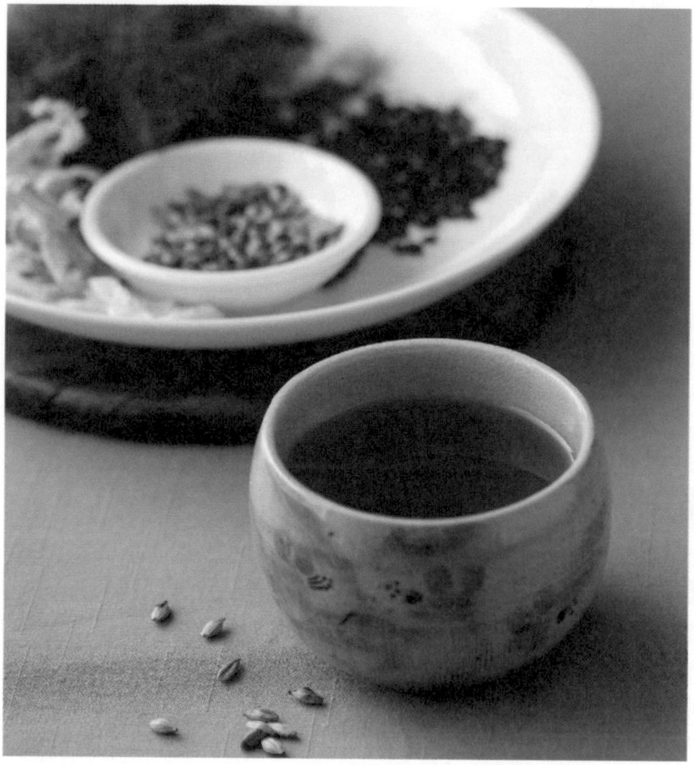

血瘀體質食譜 【麥芽決明茶】

◆ **材料：**炒麥芽 10 公克、炒決明子 15 公克、赤小豆 10 公克、玉米鬚 6 公克、絲瓜絡 6 公克（或鮮絲瓜 30 公克）、山楂 3 公克

◆ **功效：**活血化瘀，改善血液循環。

◆ **作法：**藥材簡單清洗過後，用 1000 ～ 1500cc 冷開水浸泡半小時，再用大火煮沸，之後轉中小火煮至剩 300 ～ 450cc 左右即可。

◆ **喝法：**分 3 次服用，三餐飯後 30 ～ 60 分鐘喝效果最好，其他時間亦可。**不喜歡酸味的人，可取出山楂不食用。**

## 觀念3 吃錯食物、搬家、換工作……，都可能是引發疾病的「誘因」

**體質加上某些「誘因」如感染、過勞、壓力、營養失調等，就形成疾病的「觸發點」，也就是你一生當中主要疾病的起始點，並配合出現一些小小警訊。若是你總有意或無意的疏忽，疾病就會持續發展並發出更大的警訊，這時若你還是不在意，疾病往往就一去不回頭了。**

中醫在診斷時，最重要的一點就是「看體質」，因為體質就是一個人的根本。只要體質調回來，身體內部的運作漸漸正常，免疫力和修復力就能自動恢復。

一般來說，「遺傳」、「生活習慣」和「飲食習慣」三者會造成我們的體質，但遺傳是先天決定的，像是某些家族有肝病基因，或是容易出現精神病患者，這是無法選擇的。所幸，遺傳影響體質的層面和比例都只佔小小的一部分，最主要還是「生活」和「飲食」習慣。例如某人從小住在沒有血緣關係的家庭中，在生活和飲食的影響下，也極有可能會得到該家族常見的疾病。

## ◆ 真正健康的人，不會產生「體質」

體質形成之後，就成了「亞健康」的狀態，**所謂的「亞健康」就是不會影響生活，平常只感受到一些徵兆，或身體有某種傾向，一旦「誘因」被觸發後，就會形成疾病。**

改善的方法就是利用食物的特性，逆轉我們的體質，就能調回健康狀態。若再加上養成良好的生活習慣和豁達的心理，就能達到真正的健康。其實，**真正健康的人，身體不會偏於任何傾向，是沒有體質問題的。**

因此，身體真正要發展出疾病，還得有「誘因」。「誘因」通常包括感染、過勞、壓力、營養失調、生活和環境上的改變，不適應或無法負荷等，成為壓垮「亞健康」狀態的最後一根稻草，導致發病。

以下，我針對體質和各種「誘因」的交互影響，做一個簡單說明：

### ❶ 生活的誘因——多為「生活型態」改變，如搬家、換工作等

臨床上最常見到氣虛體質的人，本來就已疲倦不堪，但可能因為搬家、加班、換工作，或突然改變生活型態等，變得太過於忙碌，就會生病。腸胃有可能變得很差、

消化不良，也不想吃飯，連活動都懶，早上醒來也沒有精神，天天都睡不飽，抵抗力也因此下降，這時若又剛好被傳染流行性感冒，很可能會併發肺炎。

事實上，這就是他的氣虛體質被過勞和感染等雙重誘因交互作用，形成肺炎的觸發點，如果正確服藥控制感染，並讓生活恢復到從前的狀態，疾病的誘因一旦被消除後，就又會回到平常的氣虛體質。

不過，如果這個人在生活變得忙碌時，保持飲食清淡而營養均衡，在「營養充足」這個有力的因素支持下，可能根本不會感冒。再更進一步的說，如果他肺炎好了之後，徹底改變自己的生活型態，不再熬夜，在睡眠充足的情況下，就會恢復健康。

## ❷ 飲食的誘因——以「吃錯食物」最多，不同體質，吃的當然也不同

「飲食」也是影響體質的重要因素，爺爺常說：「什麼車加什麼油是固定的，不能亂來，加錯油的車子，很快就會報銷；人該怎麼吃，也是一樣的道理。」吃太多、太快、偏食或亂吃等，都會使身體逐漸成為亞健康的體質，最後就是生病。

例如，陰虛型體質的人，必須戒掉燥熱或高熱量的食物，多吃具有養陰作用的食物，如膠質類、亞麻仁油和多喝水，才能逆轉體質，重回健康。

此外，**現代婦女常有不孕的問題，其實多與「飲食不當」有關**。像是吃太多油炸、速食、煎魚、炒飯、燒烤、花生、芝麻等燥熱食物，或是乳製品，像起士這種高蛋白食物，容易造成陰虛的體質。

陰虛者易過敏，結果子宮太敏感，把丈夫的精子當作外來異物，殺得一乾二淨，這正是「不孕」的主要原因。**不孕婦女只要少吃或是不吃上述燥熱食物，改吃能夠矯正陰虛體質的食物或中藥，很快就能有孩子了**。

## ❸ 感染的誘因——體質差、免疫力弱的人，一旦被感染就容易生病

一般人多認為疾病的起源和細菌、病毒有關，其實根本不是，要是真如此，豈不一感染就死亡了？主要還是和體質有關。

古代有很多瘟疫、熱病在擴散時，對陰虛和血瘀體質的人殺傷力最大，因為這兩種體質通常體內容易藏有「伏火」，一旦感染就成為疾病的觸發點，發病非常迅速，破壞力也大，比較不容易好。

就像當年的SARS病毒，陰虛和血瘀體質的人一旦被感染，就不容易好，感染腸病毒也容易留下後遺症。

其實，只要調整好體質，根本不容易生病。我常常幫容易感冒的孩子用補氣藥調理體質，因為容易感冒就是「氣虛」。急性發病時，要先抑制感染的病毒，也就是先治標；急性期過後再調理氣虛的體質，建議可吃增強免疫力的食物，以期能治本。如此調理後，孩子每次感冒的程度會越來越輕、間隔越來越長，最後就變得很少感冒了。這就是中醫所謂的「標、本兼治」，才能達到的效果。

感染病況緊急或危及生命時，吃西藥能快速殺死細菌、病毒，當下非常有效。不過，如果不重視體質調理，每殺死一次細菌、病毒，身體就弱一分，長期下來，當疾病再度來襲時，抵抗力會更差，發病會更嚴重。

**西藥是「急則治其標」，中藥則「緩則治其本」，病痛若不是很嚴重，或是急性期已過，我就會建議使用天然中藥或食療來調理體質最好。**

## 停止吃有害食物，配合中藥調理，矯正體質一定有效

不過，大家可能會有疑問，在不使用藥物的前提下，單靠食物來矯正體質，大概需要多少時間呢？答案很簡單，**只要回想自己吃錯多少年，將年分除以2，就是必須戒吃及矯正所需的時間**。假設王小姐是陰虛體質，必須少吃麵包、餅乾和起士等食

物，但她已經吃10年了，10除以2等於5，表示得戒吃5年，同時還要吃5年的亞麻仁油和其他能養陰的食物，才能解除陰虛體質。

如果她只是不吃有害食物，卻不吃能夠改善的亞麻仁油，那麼她還是得花10年的時間才能逆轉。

假如不吃有害食物，也多吃有益食物，再加上中藥調養，大概要花多久的時間呢？就是10除以2再除以3，大約1年多的時間就可以矯正。

為什麼加上中藥後，矯正速度會再增加3倍呢？**因為中藥的藥性比食物的特性強大，速度會快許多**。例如，「六味地黃丸」是具有養陰特性的中藥，亞麻仁油也同樣能養陰，但是，前者的力量會明顯比後者強很多。

正因為如此，中藥的使用必須具備更多的知識和技巧，一般民眾必須與與專業中醫師配合，不要道聽塗說，胡亂抓藥，以免弄巧成拙。

身體常見的症狀，如怕熱、耳鳴或容易打嗝等，其實多為引發「疾病」的誘因，只是很多人不自覺罷了。

## 各種體質與好發疾病的對照表

知道自己的體質後，不妨對照下表，了解自己容易得到的疾病，便能事先預防。

| 體質 | 常見症狀 | 容易產生的疾病 | |
|---|---|---|---|
| 氣虛 | 呼吸氣短<br>容易疲倦<br>不愛說話<br>易喘氣和流汗<br>大便較軟<br>怕悶熱 | ●缺氧<br>●肥胖<br>●針眼<br>●癌症<br>●腹瀉<br>●牙周病<br>●感染症<br>●扁平疣<br>●便祕（大便不乾淨或無力） | ●心臟無力<br>●消化不良<br>●胃食道逆流<br>●帕金森氏症<br>●二尖瓣脫垂<br>●黴菌性陰道炎<br>●睡眠障礙（多夢、睡不飽）<br>●鼻過敏（起床或遇冷時發作） |
| 陰虛 | 體溫較高<br>容易燥熱<br>不易入睡<br>頭暈耳鳴<br>女性月經週期短<br>小便顏色黃、大便較細 | ●過敏<br>●狐臭<br>●痛風<br>●雀斑<br>●青春痘<br>●牛皮癬<br>●硬皮病<br>●飛蚊症<br>●青光眼 | ●慢性咽炎<br>●甲狀腺亢進<br>●膀胱過動症<br>●自體免疫疾病<br>●僵直性脊椎炎<br>●復發性口舌瘡<br>●睡眠障礙（不易入睡）<br>●免疫性溶血性貧血 |
| 血虛 | 臉色蒼白或微黃<br>指甲偏白或脆弱<br>頭昏眼花、常打呵欠<br>睡眠品質差<br>容易掉髮<br>腰腿痠軟 | ●貧血<br>●眩暈<br>●水腫<br>●弱視<br>●缺氧<br>●癌症<br>●香港腳<br>●焦慮症<br>●便祕（無便意） | ●月經稀少<br>●睫毛倒插<br>●小腸潰瘍<br>●黴菌性陰道炎<br>●勃起功能障礙<br>●偏執性精神障礙<br>●復發性口舌瘡（疼痛不明顯）<br>●席恩氏症候群（產後大血崩） |

## 各種體質與好發疾病的對照表

| 體質 | 常見症狀 | 容易產生的疾病 | |
|---|---|---|---|
| 氣滯 | 容易打嗝<br>常胸悶<br>易煩躁與焦慮<br>生理期來時乳房或小腹脹痛<br>情緒起伏變大<br>怕悶熱或空氣不流通 | ●昏厥<br>●疝氣<br>●痔瘡<br>●動暈症<br>●躁鬱症<br>●呃逆症<br>●嘔吐症<br>●青光眼<br>●胃腸脹氣<br>●射精疼痛 | ●椎管狹窄症<br>●狹窄性膽管炎<br>●精索靜脈曲張<br>●睡眠障礙（中途醒來）<br>●席恩氏症候群（產後大血崩）<br>●經前症候群（乳脹、小腹悶）<br>●雷諾氏症（四肢末端血流不足） |
| 血瘀 | 身體容易疼痛<br>洗澡完身體會癢<br>腳比手更容易冰冷<br>面色或唇色較無光澤<br>身體易出現瘀斑或色斑<br>臉部有紅血絲或黑眼圈 | ●痛經<br>●禿頭<br>●中風<br>●腫塊<br>●癌症<br>●心絞痛<br>●神經痛<br>●偏頭痛<br>●扁平疣<br>●帶狀皰疹 | ●心肌梗塞<br>●肌肉僵硬<br>●間歇性跛行<br>●子宮內膜異位<br>●退化性關節炎<br>●血栓閉塞性脈管炎<br>●瀰漫性血管內凝血<br>●經前症候群（青春痘、小腹痛） |

五代獨門

## 張院長養生觀

### 找出自己的體質，便能預防疾病

在上述表格中，已經列出體質與好發疾病，大家可以按圖索驥，回想自己容易出現的症狀，判斷自己的體質，預防重大疾病。這就是《黃帝內經》所說的「上工治未病」，即「提早預防」的觀念。

## 觀念4 遺傳的疾病，不能改變？錯！改變生活飲食是關鍵

只要改變「飲食」和「生活習慣」，體質就會改變，疾病也會隨之改變，遺傳疾病亦不例外。生活習慣因包含各種因素，無須輕易變動，但是飲食只要用點心思，就能改變。常吃炸雞腿便當的人，只要改吃滷豬腳便當，油炸和水煮，對身體的影響自然不同。

誠如前面所提到的，體質有30％是遺傳，這個部分很難改變，不過，這只是小部分，**另外有高達70％的範圍，我敢保證，絕對是可以改變的。**

現代醫學已證實，「先天遺傳基因一定會產生作用」是錯誤的，最新研究結果發現，某些遺傳基因是可以不被開啟的。假如父母都有大腸癌，子女必定也有相同基因，但是，只要後天生活及飲食得宜，不啟動大腸癌的因子，就不會得到癌症，顛覆「遺傳」決定一切的說法。

## ◆「天然食物」不一定對身體好

通常經過幾十年的歲月，飲食和生活習慣已經固定，體質也會跟著固定。若出現新的飲食傾向，體質便會跟著食物往新的方向改變。例如，一個人如果本來都不吃油炸物，卻從今天開始，一天吃一點，不用半年，他會開始朝陰虛的體質發展，持續幾年後，就會真正形成陰虛體質。如果之後習慣還是沒改，再加上某些誘因，形成觸發點，疾病就開始生成了。

疾病是有跡可循的，源頭就是「體質」。體質也是其來有因的，就是食物，吃什麼食物就構成什麼體質。自己吃下肚的食物，會構成相應的體質，完全不會弄錯的。

一般我們都會認為「天然的最好」，這當然大部分是對的，但是，很多人可能不知道，**牛、羊的肉及奶，雖說是天然食材，卻含有天然的「反式脂肪」**。這是因為牛、羊屬於反芻動物，胃的結構和豬及人類不同，裡面的菌種也不同，所以，製造出來的脂肪酸會含有少量的反式脂肪，大約是1%左右。

歐美人或游牧民族因為有極大的運動量，用來代謝少量的反式脂肪是足夠的，不會造成大問題。但是，東方人生活在都市，運動量不足，微量的反式脂肪都能讓我們產生代謝上的障礙，偶爾吃或許無大礙，常吃就容易出問題。

## ◆ 料理方式、容器，也會影響身體的健康

我曾遇過一個70、80歲的歐巴桑，她非常重視養生，幾乎不吃肉，只吃魚，也很遵守一些養生原則。不過，她卻得到嚴重的類風濕性關節炎，必須吃很多類固醇和消炎藥，雖能暫時抑制病情，身體卻越來越差。

她跟我訴苦，說自己已經很養生，為什麼還是會生病？我說「事出必有因」，請她告訴我平常都吃些什麼食物，以便找出病因。結果，她的早餐都是麵包或白吐司，再塗上乳瑪琳、花生醬，最後是芝麻醬。平常大多用塑膠桶裝的蔬菜油或植物油炒菜和煎魚來吃，也常常吃炒飯配素料。原來，她雖然注重養生，卻在飲食上犯了大忌，當然會生病。

她所吃的食物及油，都含有大量的人工反式脂肪。廠商為了增加油品穩定性，多半會氫化製作，再加上塑膠桶是油溶性的結構，用這種容器裝油，等於是在吃塑膠。更何況，她還將花生、芝麻打成醬，堅果裡珍貴的不飽和脂肪在接觸空氣後會大量氧化，變成氧化油，而且因為沒有冰存，極可能被黃麴毒素汙染。素料更不用說，多含有大量的有害添加物、色素和防腐劑。

## ◆生病時必須先改變自己，而不是只靠醫生

因為吃了太多傷陰的食物，變成最容易產生自體免疫疾病的陰虛體質，「類風濕性關節炎」正是自體免疫的問題。後來，我勸她將冷壓亞麻仁油和橄欖油交替使用，不再吃麵包吐司，改用饅頭沾著好油吃。

主菜改吃清蒸魚或魚湯，炒菜改用水炒，最後再拌入好油。蔬菜量要有魚肉類的3倍，食用順序是魚↓雞、鴨、鵝↓豬↓羊↓牛，但是暫時先不要吃豬、牛、羊，再配合中藥調理，幾個星期內就有了明顯改善。

此外，我也提醒她，**使用的油品一定要記得放冰箱冷藏，以免因高溫氧化**。調理半年後，她的類風濕性關節炎就完全好了。由這個例子可以明顯看出，「食物」會影響體質，更控制著「病情」，生病時，必須從自己開始改變，不要只把責任丟給醫生，這是沒有效果的。

總而言之，健康不外「吃、睡、動」三方面，讀者可細心體會，糾正飲食和生活的錯誤之處，必能重拾健康生活。若能再學習一些處理小毛病的方法，更能避免疾病坐大，保障良好的生活品質，愉快活到百歲。

五代獨門

張院長養生觀

# 肉要全熟並去皮再吃，除了減脂，更能預防禽流感

曾有患者對我說，相對於其他肉類，豬肉較安全，因為沒有反式脂肪，所以她會特別多吃，尤其愛吃肥肉，卻還是得到乳癌，問我是什麼原因？其實，豬肉確實是不錯的脂肪，但畢竟飽和度高，會比雞、鴨、鵝等含有非完全飽和脂肪的肉類，及含有完全不飽和脂肪的魚類難代謝。

飽和脂肪並不是魔鬼，適度吃一些反而對人體有利。但是，吃多了容易刺激腺體，讓孩子提早發育、性早熟；成人則容易得到腺體方面的癌症，如乳癌、卵巢癌等。臨床上就有 10 歲女童因愛吃雞皮，胸部發育到 C 罩杯的案例。

## ◆ 雞肉要煮到全熟並去皮再吃，預防禽流感

雞皮和雞屁股因含大量油脂，不可多吃。曾有女生因酷愛吃雞屁股，年紀輕輕就得到乳癌，況且市售炸雞皮、雞屁股所用的油，不是已經氫化過的，就是因反覆高溫而氧化，根本不能吃。再加上重金屬多為脂溶性，是一種強力致癌物，如果養殖雞群的環境被汙染，也容易殘留在雞肉中。

如果你平常只吃少量肉，不見得要完全去除脂肪，以免營養不良；但是，若你是無肉不歡的人，請記得「去皮再吃」，以減少脂肪量，降低對身體的傷害。

至於之前爆發的禽流感，只要記得勿吃生雞蛋，雞肉則要煮到全熟，特別是中心部位的肉，在 70 度以上的高溫下，持續煮 2 分鐘，不管哪一種禽流感病毒，均能消滅。

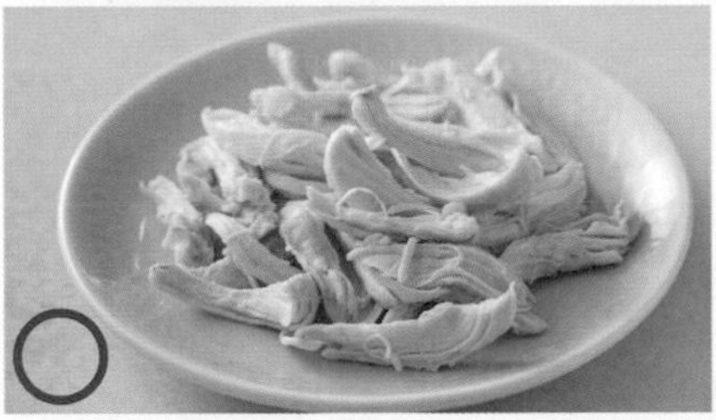


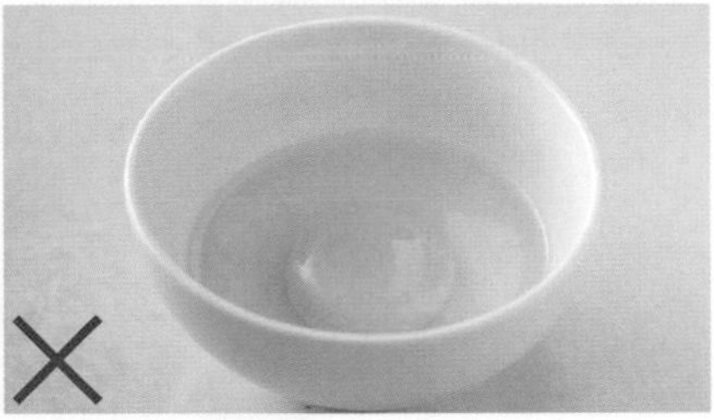


▲禽流感時期勿吃生雞蛋，雞肉則要全熟才能吃。

## 觀念5 體質不一定是單一的，一個人可能有好幾種體質

記得以往剛學醫時，我把症狀和體質的相對關係，背誦到滾瓜爛熟。在父親身邊跟診時，他會要我分析患者屬於何種體質。但我常常發現，每個病人或多或少，會同時出現好幾種體質的症狀，很容易被混淆。父親鼓勵我說：「這是正常的，單一體質者反而比較少，大多數人都是複合性體質，只是偏重的比例不同罷了，將來只要累積足夠的經驗，就能抓住重點。」

### ◆人有幾種體質？由表現出來的特徵或症狀辨別，最精準

我治療病患時，也常被問到一個問題，就是：「每個人只會有一種體質嗎？」相信很多讀者了解五大體質的特徵後，會很想馬上知道，自己屬於哪一種體質，以便能調理或改善健康。不過，大部分人對照體質和特徵的表格後，會發現自己怎麼同時出現多種不同體質的症狀，其實這是正常的。

首先，**判斷體質前，一定要先去除「營養學上的因素」**。意即，當我們「嚴重缺乏」某種營養素時，必然會產生某些特別的毛病，只要補足這種營養素，這個毛病必定會消失，所以，這是與體質無關的因素。

例如，我曾治療過一個小女生，年紀輕輕就嚴重失眠，是長期缺鈣引起的。因為她老是喜歡吃高度酸性的食物，像高蛋白、高脂肪、可樂、甜食等，這些食物經過代謝後，會產生高量的酸，身體為了平衡酸度，就會提取體內最鹼性的物質——鈣，來中和酸性。再加上她又不太愛吃高鈣或深綠色蔬菜，身體自然嚴重缺鈣。

鈣除了強健骨骼、牙齒外，鈣也是穩定神經及傳導的重要物質。一旦嚴重缺鈣，神經就不穩定，導致無法安睡，甚至脾氣暴躁。因此，我使用含鈣的中藥，如龍骨、牡蠣讓她服用，當晚就即刻安睡，情緒也穩定許多。

## 多重體質如何治療？藥材劑量及療程是關鍵

不過，**如果一個人同時具備兩種體質，且兩種體質的屬性是相近的，治療上便可以並行**。例如，氣滯和血瘀都屬於堵塞類體質，分別為氣及血的堵塞，在治療和調理上，「行氣活血」便可以併用，也能相互增強療效。

但是，如果同時擁有的體質是屬於矛盾型的，該如何處理呢？以陰虛和氣滯來說，如果同時並存，就會非常棘手。因為養陰類的食物多具有滋潤黏膩的特點，會妨礙氣的運行，吃太多只會讓氣滯更嚴重。若是單純行氣也不對，因為行氣類的食物多燥熱，容易損傷人體的陰分，加重陰虛的狀況。

看到這裡，或許很多人會覺得，讓養陰和行氣同時並行，不就好了？話雖如此沒錯，但是兩者間的「比例」很難拿捏，一般人是無法自行判斷的。甚至有些人的各體質比例，會受當天所吃的食物影響，每天都不一樣，又更難處理了，幸好，這只是少數案例。

大多數的人經過簡單調養，都能恢復健康。但是，多重體質的人還有一個特點，就是當他發現吃某種食物或中藥有改善後，便會很有信心的長期服用。不過，常常都是維持一段時間後，就沒效了，如果堅持繼續服用，甚至會出現不適。

以一個氣虛兼有血虛體質的人來說，當他吃下補氣藥，勢必會覺得很有元氣，但是，氣的源頭是血，光吃補氣藥卻不補血，久了就會耗血，漸漸產生血虛。當血虛到達一定程度時，吃再多補氣藥都沒效，甚至會變成「氣血兩虛」，更難治療。這並不是食物或藥物的副作用，而是氣血沒有同時治療的關係。

**因此，不管你是使用食療或藥療，都必須在固定時間內回診，讓醫師能充分掌握你的病情，才能真正協助你改善體質，**直到達到真正的健康為止。

## ◆先打好身體底子，再對症下藥

不過，如果一個身體非常差，五大體質症狀全都有的人，因為覺得某種症狀最明顯，就只針對該症狀調理，是非常錯誤的做法。像是覺得火氣大，就喝很多青草茶，偶爾為之還沒關係，如果長期如此，最後可能會發生不可挽救的結果。

「火氣」的來源有很多種，陰虛、氣滯、血瘀都會有火，甚至連氣虛的人都偶爾會有「虛火」，大概只有純血虛者會比較沒有火。老感覺口乾舌燥就認為是火氣大，貿然使用瀉火、降火的方法，實在非常危險。

**當身體底子極差時，五大體質的症狀就會同時出現。此時重點要先放在「補氣」和「養血」，因為氣血是人體之根本，只要氣血充足，身體就有支撐，**接著再針對其他部分對症下藥，循序漸進，最後通常都能力挽狂瀾。

## 張院長量身訂做，五大體質的「養生方案」

**每一種體質的特徵都不同，適合的養生方式當然也不同。明白自己屬於哪一種體質後，不妨對照下表，依照張院長的建議，開始改變飲食及生活作息，一起找回健康！**

| 體質類型 | 可吃的食物 | 要少吃的食物 | 養生建議 |
|---|---|---|---|
| **氣虛** | **雜糧類**▶糯米、馬鈴薯、堅果、小麥胚芽<br>**蔬菜類**▶百合、山藥、扁豆<br>**水果類**▶烏梅、葡萄、釋迦、荔枝、龍眼、柿子、溫甘蔗汁<br>**肉類**▶豬心、豬肚、豬胰、雞蛋、雞肉、鴨肉、鵝肉<br>**海鮮類**▶蝦子<br>**其他類**▶純正蜂蜜、啤酒酵母、綠藻、螺旋藻、蓮子、芡實、藕粉、紅棗 | 涼性食物（冷飲及水果都不宜過多）、高纖食品（如地瓜、燕麥片、珊瑚草、寒天、竹筍） | ❶早點睡，晚上11點是底限。<br>❷進食切勿過飽，餐餐八分飽，餓時可吃一點蘋果。<br>❸不宜太忙、太累。<br>❹可常用人參、黃耆、枸杞、紅棗煮茶喝。<br>❺避免一次大量灌水。<br>❻多待在空氣流通、不擁擠的地方。 |
| **陰虛** | **雜糧類**▶薏苡仁、綠豆、豆腐<br>**蔬菜類**▶瓜類、白木耳、蓮藕、荸薺、小麥草、豆芽菜、涼性或深綠色蔬菜（非溫燥性如韭菜等）<br>**水果類**▶酪梨、非溫補性水果，如：荔枝、龍眼、榴槤等<br>**肉類**▶豬皮、豬後腿、豬肺、雞爪<br>**海鮮類**▶魚類、雪蛤、海蜇皮、海參、甲魚<br>**其他類**▶亞麻仁油、無糖豆漿 | 刺激性調味料、燥熱性食物、堅果、起士、香蕉、綠藻、螺旋藻、高溫烹調或製造的食物、高油和高糖分的混合體（如餅乾、糕點、麵包類） | ❶每天睡足7小時。<br>❷凡事慢慢來，不要太急躁。<br>❸食物以生鮮、清蒸、水煮為主。<br>❹少鹽、少壞油，多吃好油。 |

| 體質類型 | 可吃的食物 | 要少吃的食物 | 養生建議 |
|---|---|---|---|
| 血虛 | **雜糧類▶**紅豆<br>**肉類▶**烏骨雞、豬心、豬血、豬肝、牛肉、羊肉、雞蛋、雞腿、雞肝<br>**海鮮類▶**甲魚、牡蠣、文蛤、蜆、鱔魚<br>**其他類▶**味噌、啤酒酵母、綠藻、起士、牛奶、無糖優酪乳、純正蜂蜜、蜂王乳、紅棗、黑棗、枸杞 | 性質寒涼的食物、冷飲 | ❶動物性食物至少佔每餐的 1/6，但不要超過 1/4。<br>❷餐餐八分飽即可，餓時可吃少許蘋果和堅果。<br>❸常用當歸、枸杞、紅棗煮茶喝。<br>❹定期檢查是否有器官發生慢性失血。 |
| 氣滯 | **蔬菜類▶**薑、蔥、洋蔥、蒜、韭菜、胡椒、花椒、青椒、丁香、八角、茴香、香椿、香菇、竹筍、芹菜、青花椰菜、高麗菜、白蘿蔔、大頭菜、荸薺<br>**水果類▶**柑橘類<br>**其他類▶**橄欖、橄欖油、茶葉、香草、玫瑰、佛手 | 糯米類、甜食、荔枝、龍眼、釋迦、榴槤、香蕉、蘋果 | ❶壓力不要太大、要懂得釋放，甚至逃離。<br>❷若無法逃離，想辦法在壓力中得到一些成就感。<br>❸養成運動的習慣，但要適度。<br>❹吃飯不要太快，每口咀嚼 30 下。<br>❺避免一次大量灌水。 |
| 血瘀 | **雜糧類▶**納豆、黃豆、豆腐、薏苡仁、花生衣、低溫烘焙無調味的堅果<br>**蔬菜類▶**黑木耳、海帶、紫菜、絲瓜、山楂、蓮藕、芹菜、菱角殼湯<br>**海鮮類▶**墨魚麵<br>**其他類▶**橄欖、橄欖油、亞麻仁油 | 熱量過高的食物、過多動物性食材、乳製品、高溫烹調或製造的食物、高油和高糖分的混合體（如餅乾、糕點、麵包類） | ❶養成運動的習慣，活動量要足夠。<br>❷所有進到口中的食物以生鮮、清蒸、水煮為主。<br>❸盡可能素食，或多吃蔬菜。<br>❹少鹽、少壞油，多吃好油。 |

# 觀念6 不是每種體質都能進補，吃補之前，先搞清楚

有些人覺得自己身體很差，所以吃很多補品，病卻還是好不了，甚至越補越糟糕。這種現象常出現在「氣滯」或「血瘀」的人身上，這兩種體質都是「堵塞」，就算要補，也要打通後才能補。如果身體太虛弱，必須打通與進補兼具，就需有經驗豐富的醫師才能執行。我只能說，不看體質的胡亂進補，或是認為自己太虛就要補，都非常危險。

每個人的體質、適合的食物不同，調養的方法當然也不一樣，在不了解體質的狀況下，一味地亂吃補品，一定會出現問題。以感冒的人來說，如果出現純虛證現象，就可以進補，雞湯或人參都能加速復原；但若是身體處於發炎狀態，出現熱證或實證現象，進補必定會讓症狀加劇。

女性的生理期亦是如此，月經即將來臨前和行經期間，基本上是以「行氣活血」為主，如生化湯、消遙散，目的是讓經血順利排出，結束後才能進補，此時可喝的常

見湯品包括四物湯、八珍湯，體虛者，喝十全大補湯亦可，通常是連補5天。

**若不方便用藥材熬煮，可以用GMP藥廠出品的科學中藥粉，依照比例調配。**我非常建議這樣做，因為有GMP藥廠把關，民眾較不會誤用來路不明的中藥材，以免不小心吃進重金屬或農藥。

只有單純氣虛和血虛者，可在生理期時吃補品，但此舉仍有一定風險，因為有些人看似虛證，體內卻藏有「伏火」（尤其是陰虛體質），進補會讓經血量突然增多，產生血崩而虛脫。

氣滯和血瘀體質者，在經前三天內或經期進補容易讓月經停滯，尤其含人參的補品，會使經血排不出去，甚至加重痛經現象。這些都是盲目進補可能會造成的後果，所以，**吃補一定要看體質，補錯了反而更傷身。**

五代獨門

張院長養生觀

## 冬令進補需先了解體質，切勿胡亂進補

許多人喜歡在冬天進補，認為冬天養好身體，可儲備來年的活力。其實，冬令進補不一定適合每個人，要先了解自己的體質是否適合。此外，也並非所有人都適合以薑母鴨、燒酒雞等食物補身，**如果吃完後出現嘴破、口渴、便祕等現象，就是已經上火，陰虛體質最容易出現，要特別小心。**

其實，現代人大多營養過剩，補太多不見得對身體有益，反而會讓身體負荷過重，造成反撲，得不償失。

觀念 7

# 為什麼他總是吃不胖？易胖、易瘦取決於體質

**一個人的胖、瘦，除了和遺傳有關外，「體質」也是重要因素。因為胖瘦是由「代謝」決定，代謝力差的人就容易胖；相反地，代謝快的人，能量消耗也快，補充都來不及，當然不易因囤積而發胖。不過，哪一種人代謝最快、最不容易胖呢？答案是「陰虛」體質；相對的，其他四種體質都算易胖，所以胖子的數量遠大於瘦子，就是這個道理。**

根據醫學原理，胖不胖的關鍵在於身體的「基礎代謝速率」，也就是身體維持「最基本運轉」時所需要的能量。什麼是「最基本運轉」呢？就是一個人什麼事都不做，光是躺著休息、睡覺，什麼都不想，只有基本的心跳和呼吸而已。

基礎代謝率高的人，就算什麼事都不做，也會比一般人消耗更多能量，所以不容易胖；反之，基礎代謝率低的人能量消耗得少，很容易過剩而自動轉換成脂肪，儲存於體內。所以，常有人開玩笑說「連呼吸都會胖」，就是這種情形。

基礎代謝率的高低屬於先天遺傳的一種，幾乎在基因中就決定了，也就是說，孩子容易遺傳父母的胖瘦。**「陰虛」體質的人，基礎代謝率最高，父母若有這種體質，小孩也容易是瘦子。**

## 只要細嚼慢嚥，可調整體質並決定胖瘦

很多易胖的人會請我提供讓代謝率變高，又不會太累人的方法，其實，**只要「細嚼慢嚥」，改變進食的習慣即可，並非一定要把自己搞得很累才能變瘦**，而且這個方法適用於各種體質。

有趣的是，陰虛的瘦子透過這個方法卻能增胖一些，也就是說，「細嚼慢嚥」對於胖瘦有「雙向調節作用」。理論很簡單，氣虛的人基礎代謝率低、易胖，且因為容易覺得虛，所以常常要吃很飽才能滿足，但是吃太飽反而更虛、更容易胖。只要吃飯細嚼慢嚥，飽覺神經在進食半小時後經啟動，食量變得剛剛好，吃不多，消化又完全氣不虛，人就變瘦。一味節食反而能量不足，氣越虛當然就越胖。

至於陰虛的人，基礎代謝率高、易瘦且性急，若是習慣狼吞虎嚥，長時間下來把胃腸弄壞，消化會越來越差。這時候就算吃再多也沒用，因為只要消化差，獲得的營

養就少，根本無法支撐能量消耗，在「補充不及」與「消耗過度」的狀況下，蠟燭兩頭燒，人就越來越瘦。這就是陰虛的人吃越快會越瘦的原因，只要慢慢吃就能矯正。

## ◆多吃粗食，食物嚼越多次，飽足感越高

不過，細嚼慢嚥聽起來簡單，卻不容易實行，因為人的習慣是很難改變的，大多數人的健康都是被「習慣」弄壞的。如果突然要一個吃飯很快的人慢下來，他可能根本做不到。不過，也不用氣餒，若吃飯實在慢不下來，可以試著多吃一些較粗的主食，將白飯改為糙米或五穀米，或是將軟及硬的食物混合吃，像是吃肉時搭配富含粗纖維的青菜，像空心菜、芥藍菜等。**纖維越多自然會咀嚼越多次，當然就吃不快，容易有飽足感**，嚼越多次消化越好，腸胃毒素也會減少，人也會變健康。

此外，不要等到非常餓時才進食，最好控制在進餐時有適度的飢餓感最好，否則一旦餓過頭，也很難細嚼慢嚥。不過，該如何不讓自己餓過頭呢？可以在兩餐間吃少許不過甜的水果補充能量，切記量不需多，以免吃不下正餐。此外，**水果不能以甜點零食取代，因為甜的食物雖然有滿足感，卻會餓得更快，導致下一餐吃太多。**

## 個性和體質也有關，急性子不容易胖

有趣的是，個性和體質也大有關係，氣虛者最容易煩躁、不耐煩，血虛者最容易懶散或憂鬱、恐慌，氣滯和血瘀者則最容易生氣、發怒，而陰虛者動作最快，個性也最急。個性越急，代謝率越高、越易瘦，所以說「個性決定一切」就是這個道理，連外型都決定了。

當然，不見得瘦子就一定性急，通常是要能引起足夠的興趣，性急的表現才會特別凸顯，所以興趣廣泛的人也較易瘦；相較於胖的人，對事情就算有興趣，表現也會比較溫吞、不疾不徐。

興趣的種類也和代謝率大有關係，越累人的興趣，代謝率越高，消耗越多能量。例如，打籃球、網球等激烈運動會消耗很多體力，愛作研究或整天胡亂想的人會消耗很多腦力，也不容易胖。

不過，**若你長期一直從事累人的事情卻還是瘦不下來，有可能已經氣虛了，因為氣虛反而會變胖**；當然還有可能是，你所認為累人的事情根本就不累，只是自己一廂情願的想法而已。工作也是一樣，有的人工作很輕鬆，稍微做一點事就嫌累，卻還以為自己已經消耗很多能量，所以要多方觀察才準確，不能單就一件事來論。

此外，年齡也會影響基礎代謝率，年輕時代謝率高，身材容易保持；年紀越大代謝率越低，尤其40、50歲開始，基礎代謝率直線下降，中年之後便容易發胖。

## 個性急卻不瘦要小心，可能是血管出問題了

不過，有些人明明身材圓潤肥胖卻個性急躁，這就要當心了，代表這是「缺氧」造成的，與代謝率無關，多半是氣滯或血瘀體質，很可能血管已經硬化了，必須盡速治療，以免危險。

另外，很多婦女身材肥胖，吃再少都瘦不下來，血壓不高反低，虛寒怕冷，面色晦暗，這是貧血或營養不良造成的基礎代謝率過低，引起的肥胖。**這種人千萬不要再節食了，越減會越胖，身體越差，反而要多吃一些營養而清淡、好消化的食物，**例如水煮鮮蚵、清蒸鮮魚、清燙鮮蝦、芥菜雞湯、桂圓紅棗枸杞茶等。只要營養足夠，身體機能會逐漸恢復，基礎代謝率自然拉高，人就易瘦且更健康了。

# 第2章

到底是養生還是傷身？

# 為你破解最容易弄錯的健康迷思

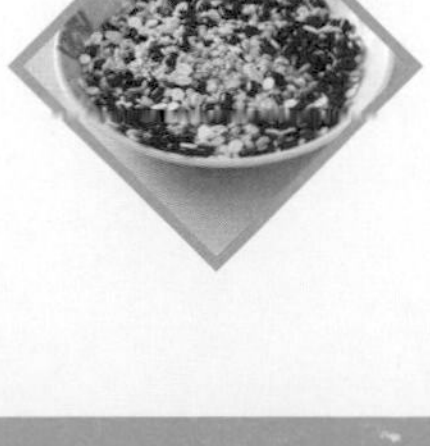

一定要知道

## 每個人的問題都不同，養生方法一定要慎選

養生方法有千百種，到底哪一種才是對的？對別人有效的方法，卻不一定適合自己。就算真的找到適合自己的方法，也可能在執行的過程中，因為忽略某些細節，使得效果大打折扣，或產生另一層面的傷害。

例如，我常會建議部分患者利用泡溫泉來改善末梢循環不佳的問題；但是，如果患者邊泡溫泉邊喝酒，尤其是烈酒，長期下來心臟反而不堪負荷，甚至引發心臟病，這便是「對的事情卻用錯的方法處理」所引發的問題。

因此在本章中，我整理了這些年來常被問到的健康迷思，希望能導正讀者的觀點與想法。最重要的是要讓大家知道，**不論哪一種養生方法，就像開處方箋一樣，適合甲的藥方，不見得適合乙，不能一概而論，必須經由醫師分析體質，了解問題，再採取對應的方式，還要正確的執行，才能真正獲得健康。**

## 迷思1

# 一天排便多次，代表沒宿便、很健康？

◆**張院長說：「大便次數太頻繁，表示腸胃無力，無法排空，是『極虛』現象。」**

**「排便狀況」是中醫診斷病人體質與病況的重要指標，不論是糞便的形狀、色澤與次數，都會忠實反應身體的狀況。中醫師透過排便情形就能對症下藥。因此，平時應養成在如廁後看一眼排泄物的習慣，別急著沖掉。**

有些人覺得自己從來不會「便祕」，甚至對於自己一天能排便3次以上而感到得意，認為如此一來，腸胃絕對能「清空」，是「沒有宿便」的象徵，對健康大有助益。不過，一天排便多次、腸胃真的清空了？就是健康的象徵嗎？

莊子曾說：「道在屎溺之中。」真是所言不虛！尤其以「糞便」最能直接反應消化系統的健康與否。其實，凡事過猶不及，**大便次數太過頻繁，在中醫來說是屬於「極虛」的現象。因為腸胃非常無力，沒有辦法一次排空，才會分多次進行。**這種人通常五臟六腑皆虛，器官容易快速退化，對健康有負面影響。

此外，大便排出時也不該聞到臭味，除非靠很近的聞。如果大便一排出，鼻子就聞到臭味，代表腸內腐敗、毒素過多的情況已很嚴重，必須從飲食習慣開始改善。

## 大便形狀反應身體狀況，太細、太黏都不好

### ❶ 大便非常軟散，甚至會看到食物的殘渣和原來的顏色

表示腸胃已非常虛寒，中醫稱為「腸胃無火，不能腐熟五穀」，極可能是過勞或吃太多寒性食物所引起，後者還會有排便前或半夜出現下腹痛的現象。

### ❷ 大便形狀太細，甚至如牙膏般

代表身體正處於極度的「過勞狀態」，使腸道益生菌大幅衰退所引起。可能是用腦過度、緊張壓力或睡眠不足，導致心肺和腸胃功能降低，中醫稱為「心脾兩虛」和「肺脾氣虛」，必須有足夠休息和適度運動紓解身心。此外，**飲食負擔過重也會造成「腸胃過勞」，特別容易發生在吃太多紅肉、高蛋白、高油脂食物，或吃太飽、吃太多有害食物的人**，也會出現大便變細的現象。

矯正的方法是改變飲食習慣，餐餐吃8分飽，避免吃重口味的食物，多吃營養清淡、好吸收的食物，如清蒸或水煮蔬菜、雞蛋、適量白肉或魚湯，以減輕腸胃負擔。

### ❸ 大便感覺很黏稠，排的量不多，老是覺得排不乾淨

代表腸胃濕氣很重，要避免冷飲冰品、過度飲水、流汗過多和吃太快、太飽，以免增加腸胃濕氣。上述的情況若還加上大便臭，代表腸胃不僅有濕氣還有熱氣，中醫稱之為「脾胃濕熱」，表示腸胃已經很虛，卻吃進太多營養，可能是吃太多蛋白質所致，讓腸胃無法負荷，營養在腸內腐敗轉化為毒素，因此才變臭。

此外，就算沒有吃超量的營養食物，卻常吃不當烹飪或破壞調味的食物，如煎過的魚、炸過的肉、燒烤快炒、重口味的食物等，食物殘渣也容易在腸內腐敗，轉化為毒素，造成大便黏臭的現象。這種狀況最不好，很容易變成消化系統的癌症。

### ❹ 大便不通暢、小腹總覺得有脹墜感

若再加上腰部痠軟或無力，是「腎虛」的表現，屬於「過度老化」的現象。這種情況會讓人疲倦不堪，也代表身體正急速衰退中，必須減少工作量並盡快就醫，調養腎氣，補腎之後排便就會改善，身體機能也得以增強。

**5 大便太硬或排便不易，常為便祕所苦**

大便越硬代表火氣越大，要盡量少吃油炸、油煎、燒烤、快炒、重口味及高熱量食物。對於大便太硬的人來說，**多吃蔬果和地瓜等高纖維食物會非常有效，但要注意地瓜不能用烤的**，必須是水煮或清蒸的。因為一旦經過高溫料理，對於火氣大引發的便祕就會毫無效果。

## 大便顏色偏黑、偏白，和「吃」的食物有關

**1 大便顏色太淺、甚至偏白，代表「膽」功能異常**

代表膽囊出口有阻塞的情形，造成膽汁無法順利進入腸道，多是膽道發炎或膽結石所引起，嚴重時，也有可能是膽管癌，一定要徹底檢查，查明原因。

**2 大便顏色偏暗褐色，代表身體「缺氧」**

大便色暗表示腸道裡的壞菌過多，是缺氧引起的。原因可能是疲勞過度、太晚睡及睡眠不足、倉促進食、吃太飽所引起的。另外，運動量太少導致肺活量不夠，也會缺氧。整天壓力過大、吃飯時沒有放鬆心情，也會使消化功能減退，**消化一旦不完**

**全，壞菌就會伺機而起，大便顏色當然會偏暗。**若吃太多甜食，或過多肉、蛋、奶製品及海產等高蛋白食物，也會消耗大量氧氣而造成缺氧，讓糞便顏色變暗。

### ③ 大便顏色為黑色，甚至黏稠發亮，代表「腸胃有問題」

大便暗黑可能是腸胃正在慢性出血，輕者導致胃潰瘍或十二指腸潰瘍，重者可能是胃癌或大腸癌的前兆。大便顏色若如柏油般漆黑、黏稠發亮，通常是胃或十二指腸大量出血的徵兆，中醫稱之為「遠血」，也就是胃十二指腸出血的位置離肛門較遠，排出時血早已氧化，導致顏色偏黑。通常伴隨頭暈、疲倦、心悸等貧血現象，有些人則因虛弱而出現「低燒」（指體溫在37.3℃～38℃的發燒），出血嚴重者甚至會冒冷汗而昏厥，若不趕快送醫急救，大腦可能會因嚴重缺血而導致某種程度的損壞。

除了就醫外，還要回想是否在近期內吃了較多傷胃的食物，如止痛藥、過於寒涼的食物或藥物。此外，壓力太大、情緒不穩定、睡眠不足等，也容易造成胃或十二指腸出血，要避免暴飲暴食與過度勞累，以免病情加重或復發。

如果平常大便顏色正常，某天突然變暗褐色或暗黑色，一般來說沒有太大的關係，有可能只是前一天吃太多含鐵質的食物，如牛肉，或是暗色的食物所造成的，不需太緊張。

### ④ 大便帶有鮮紅色的血，代表「火氣大」

大便血色鮮紅通常是因為痔瘡或大腸近肛端出血，中醫稱為「近血」，一般多是因發炎或感染所引起的，也就是「火氣大」。此時要盡量減少食用刺激性食物，如：辣椒、胡椒、煎炸燒烤以及煙燻食物，和各式加工、再製品，如：香腸、火腿、培根、漢堡、熱狗、素料等，並多休息，避免勞累、生氣。**還要注意不可久坐，多吃一些新鮮蔬果，每天用溫水坐浴，促進局部血液循環，有助於傷口癒合。**

## ◆ 排便時間反映健康，吃早餐前排便最好

此外，病患也常問我，排便的最佳時間是在什麼時候呢？排便的時間反映健康狀況，**健康的人早上起來，在吃早餐前就自然排便了**；差一點的，在吃完早餐之後才會排便；若是午或晚餐之後排便也還算可以，最差的就是好幾天排便一次或一天排便好幾次。

話說回來，有便意就要趕快去上廁所，不要忍便，久了大腸平滑肌會鬆弛，使排便能力下降，引發一連串的健康問題。忍便和憋尿一樣，都是非常要不得的壞習慣。

## 迷思2 疲倦、很累的時候，喝咖啡提神最有效？

◆張院長說：「盲目用咖啡因掩蓋疲倦，長期下來只會更累，讓身體消耗過度，導致抵抗力變弱。」

在我的門診當中，高達八成以上的病人有疲勞症狀，很多人已處於極度疲勞中，卻渾然不覺。糟糕的是，大多數人會選擇用咖啡因刺激提神，掩蓋疲倦。最後，當任何刺激都已無效時，病情通常已難挽回。這樣的人需要經由醫師診斷，找出疲倦的源頭，並大幅改變生活和飲食習慣，經過一年以上的調養才能真正復原。否則，長期消耗多卻補充少，身體就只能用「先天之精」來應付消耗，一旦用完就無法補充，最終造成死亡。

「疲倦」是現代人的通病，很多人甚至嚴重到已處於深度疲勞，卻仍不自覺。初期可能僅是早上愛賴床等症狀，多半不會放在心上，後期就會出現整天疲勞、頭腦不清，休息好久卻還是很累的情況，這時必須盡快找到疲勞成因，而非使用咖啡因。

中醫認為疲倦的原因很多，一般多是「氣虛」和「氣滯」造成的，前者常見的原因有太忙、用腦過度、太晚睡、工作需不斷說話等。**常用腦超過2小時以上的人，腦細胞很容易死亡，長久下來，每天頭昏腦鈍、記憶力減退，工作很容易出錯，甚至成為罹患帕金森氏症的高危險群。**

因此，每用腦2小時就要休息一次，強迫大腦「斷電」，停止思考至少1分鐘，並使用「腹式呼吸」，鼻子自然吸氣到丹田的位置，使腹部隆起，然後用口慢慢的吐氣。吐氣的速度越慢，修復大腦的效果越好，一切輕鬆自然即可。

## ◆ 疲勞成因有許多，不同症狀，緩解方式也不同

除了體質的因素外，疲勞的原因更多是源於生活習慣，不同的狀況，所採取的修復方式也不同。常見的疲勞成因則有下列四種：

### ❶ 晚睡、熬夜——有睡意就該休息，硬撐只會消耗元氣

熬夜晚睡是最不符合經濟效益的，只要晚睡1小時，就算多睡2小時也不見得能補回來。因此我會建議，晚上11點前一定要就寢，最好在睡意出現時就結束一切活

動，準備睡覺。如果因手邊的事而錯過睡意，身體便會挪用「先天之精」來應付能量的消耗，不過，最多也只能撐2小時。當第2次睡意出現時，最好馬上休息，千萬不要再硬撐。

如果已經習慣晚睡，有沒有方法可以矯正？腦力和體力的消耗都能引發睡意，可以透過大量運動，如登山、旅遊、打球等，引發身體的疲勞，加速產生睡意，讓大腦也能休息。不過，若是因特殊體質或工作上的因素，無法在晚上11點前睡覺怎麼辦？至少請記得，不論多晚，睡意出現就要休息，千萬別硬撐，才能把晚睡的傷害降到最低，減少先天之精的浪費，避免短壽。

## ❷ 吃太飽、吃太快——餐餐8分飽，擺脫飯後的昏昏欲睡

我臨床上發現，「吃太飽」是造成多數人疲倦的主因。一般人只知道吃飽後才有精神，卻不了解消化食物也需要耗費大量元氣。**「餓過頭」雖然會讓人虛弱；「吃太飽」所造成的氣虛則更嚴重**。很多人吃太飽後，會感到昏昏欲睡，就是明證。

此外，吃太快也會伴隨吃太飽的現象。人類的「飽食神經」天生反應較慢，開飯後的半小時才會產生作用。如果吃太快，就算已經吃飽也會覺得沒有飽足感，等飽食神經啟動後才突然感到很撐，精神也變差，表示「還是吃太多了」！

偶爾吃太飽，對身體影響不大；若是常常吃太飽，消化系統會不堪負荷，消化一旦不完全，腸胃要排除殘留食物及解除因腐敗產生的毒素，又要再消耗大量元氣，長久下來必定氣虛。所以，**用餐時一定要細嚼慢嚥，每餐飯至少吃半小時，待飽食神經啟動後，才能正確知道「該吃多少的量最剛好」**。只要遵守「8分飽」原則，讓身體有多餘的2分空間運作，就不會造成氣虛疲倦。

### ❸ 運動量不足、壓力大——每天30分鐘快走，氣血舒暢不疲倦

上述這兩種情況都會造成氣滯，阻塞氣在經絡內的運行。因此，適度的運動能帶來很好的行氣作用，幫助氣血運行，減輕壓力。我在臨床上發現許多患者在養成運動習慣後，疲倦就不藥而癒，壓力也比較容易紓解。

運動時間以每天至少30分鐘的快走為佳，速度要多快呢？**走到「還能講話但無法唱歌」的速度，對氣血循環的幫助最大**。剛開始的5分鐘要慢走，然後快走20分鐘，最後5分鐘再慢走至結束。至於流汗，中醫主張以「微微汗出為度」，一旦流汗過多就要暫時休息或停止運動。因為「十滴汗是一滴血，一滴血有一分氣」，偶爾大量流汗沒關係，太常如此一定會適得其反。

### ❹飲食太重口味——改吃清蒸、水煮食物，「三菜一肉」能趕走疲憊

飲食內容若「濁氣太重」的人，氣的運行也容易受到阻滯而感到疲倦。中醫認為「植物性食物」屬於清氣，「動物性食物」屬於濁氣；以烹調方式來說，「清蒸水煮」屬於清氣，「煎、炸、炒、烤」屬於濁氣；以味道來

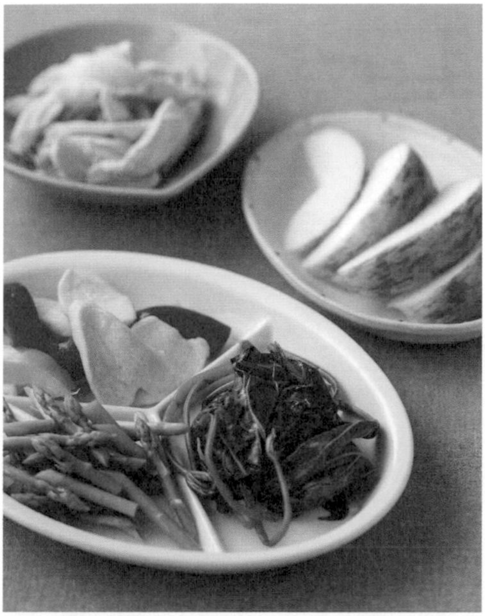

▲每餐攝取3種以上的蔬果，搭配一份肉，能快速趕走疲勞。

五代獨門

## 張院長養生觀

### 上班族可伸懶腰，貧血族喝四物，緩解疲勞

長時間久坐的上班族，記得每小時都要起立走動，亦可利用伸懶腰放鬆。**每伸懶腰一次，等同於走路5分鐘的效果**，能增加含氧量及紓解壓力，氣血亦能運行。伸懶腰時還可以試著打呵欠，很久沒有打呵欠的人，表示壓力太大而且過度疲勞了。

此外，很多女性的疲勞感是來自於「貧血」。因為血液運送的是氧氣，血不夠就會缺氧而產生疲倦、氣虛。**只要在生理期過後，連喝5天的四物湯，可以迅速改善症狀**。但是，四物湯裡的中藥「熟地」，腸胃差的人較不容易消化，因此可改用「八珍湯」或是「小營煎」比較妥當。

說，「酸、苦、辣和平性者」屬於清氣；「甜和鹹味」則屬於濁氣。飲食的搭配以「三清一濁」（三菜一肉）為佳，陰陽最調和。

舉例來說，清蒸或水煮的動物性食物，就是「一濁」，煎炸或燒烤的動物性食物，就是「二濁」，若是煎炸、燒烤的動物性食物再加以甜味或過鹹的料理，就變成「三濁」。

**每個濁氣都要三個清氣才能中和，所以吃了「三濁」的食物要配上九清，也就是要配上九樣汆燙的蔬菜或不過甜的水果，才能中和。**

建議烹調時多用清蒸、水煮的方式，就算不是吃素，也不會產生太多的濁氣，疲倦感自然會消失。

## ◆ 太累時喝一杯山澤蘭茶，幫助消除疲勞

疲倦的人免疫力一定不足，此時很多細菌、病毒都會趁虛而入，造成身體發炎，成為誘發癌症的因素之一。

若感覺很虛、一補就上火的人，就表示細菌、病毒已躲在體內，屬於「上火型」的疲倦，要特別留意。中醫認為是一種「伏熱」的表現，可多喝「山澤蘭茶」改善。

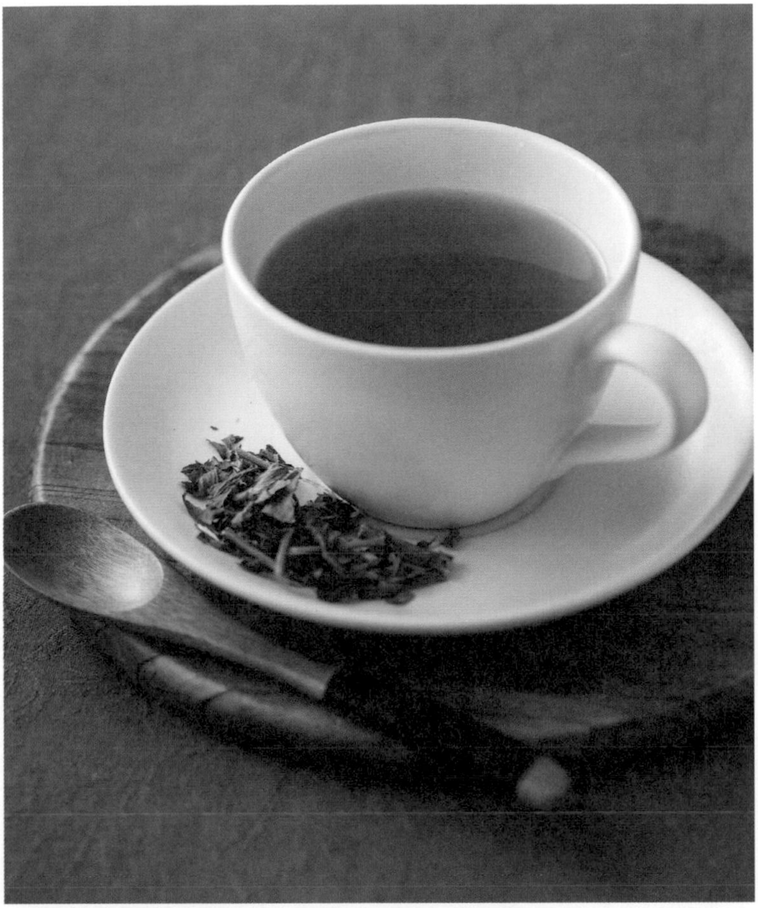

## 五代獨門食譜【山澤蘭茶飲】

◆**材料**：山澤蘭 3 錢、枸杞 3 錢

◆**作法**：材料用溫開水清洗，加 800cc 的水煮至 450cc 左右，趁熱裝入瓶內。

◆**喝法**：每次倒出一杯，待降溫即可飲用，可取代每天的部分飲水量，中醫稱為「代茶飲」。通常幾天內能緩解疲倦，**若改善不明顯者，原配方再加北黃耆 3 錢、紅棗 8 粒即可。**

## 迷思3 任何人只要「少吃多動」，就是實踐「養生」的生活？

◆**張院長說**：「並非人人都適合『少吃多動』，要依照每個人的職業和生活習慣來決定。」

記得父親說過，祖父年輕時在交通極為不便的年代，曾有事情要到高雄處理，竟可以從台南新營騎腳踏車來回高雄，還能感覺輕鬆自在。父親則是從年輕時就有過人體力，家族中的手工製藥等粗重工作，全都由他擔綱，至今已年逾七十，仍然老當益壯。但是，我卻從未聽他們說過，養生的原則一定是「少吃多動」。在過去需大量付出體力的年代，少吃是很危險的。如果平常是多吃而少動的人，用少吃多動來矯正當然正確，但仍要依照個人職業和生活習慣而定。

針對「少吃多動」這個問題，我曾請教過父親，他說：「養生與治病一樣，都有其時代共通性，也有其個人特殊性，不可一概而論。」

所謂共通性，以時代背景來說，爺爺與父親早期都生活在農業時代，勞動量很大，即使從事「中醫」這個職業，也會在住宅周圍的大片土地上，種植許多藥草。

由於日出而作，日落而息，運動量已非常足夠，甚至會過量；此時，最重要的就是攝取足夠的營養，以補足體能的消耗，並搭配充足的休息，讓元氣恢復。在過去勞動的年代，如果再「少吃多動」，鐵打的身體也會垮掉，不可能維持健康。

但是，隨著社會發展進步，許多人都搬到都會區居住，環境大為不同，物資充沛，食物更是唾手可得。**大城市寸土寸金，居住空間相對狹小，正是導致運動量不足的原因，人們逐漸變成多吃少動，文明病的人數更是大量激增。此時，生活就應調整為「少吃多動」才對。**少吃，可以減輕身體負擔；多動，讓身體的循環與代謝趨於正常，避免經絡瘀滯阻塞，預防重大疾病的發生。

## ◆過度少吃多動會讓免疫力減弱，甚至死亡

對於不重視養生的人，不管如何鼓吹「少吃多動」的理念，一般都還是不為所動，不想改變。

但是，過於非常重視養生，而且積極實行的人，卻常常矯枉過正，把自己弄得油盡燈枯，最後反而生病。在養生意識抬頭的今天，這樣的病人卻大幅度增加，漸漸走

向疾病M型的兩端。

我在臨床上常遇到這種極端「養生」的人，他們少吃和多動的程度，已達到令人匪夷所思的地步，每天僅以少量蔬果和全穀果腹，運動量卻大得驚人。

以我某位患者來說，實行「少吃多動」幾個月後，覺得神清氣爽，以為自己找到健康之路。在信心滿滿之下，為了更快求得健康，於是更加強少吃多動的程度。剛開始時身體尚能維撐，幾年後，身體漸不堪負荷，慢慢傷及根本。

他來看診時，我不斷的告誡他，身體已處於危險狀態，但是當初少吃多動帶來的美好感覺令他難忘，再加上早已習慣這樣的生活，因此他完全聽不進去我的建議。最後，聽說他因營養和免疫力嚴重不足，某次的小感冒就引發嚴重肺炎，感染而死。

## ◆ 因人而異改變生活習慣，是通往健康的唯一途徑

因此，養生必須重視個人「特殊性」，也就是針對不同的狀況，實行不同的養生原則。方法其實很簡單，就是中醫常說的「逆者正治」——相反矯正原理。

也就是說，**如果因長期多吃、少動而生病，就要改變生活習慣，改成少吃、多動；反之亦然，就能重返健康。**

了解飲食及運動間的關係後，很多人仍不了解自己究竟該「吃」及「動」多少？

我建議，可先參照下方表格內的方法，建立一套能遵守的標準並實行，之後再依身體狀況慢慢調整。

每個人的背景因素皆各不相同，須謹慎拿捏「吃」和「動」的分量，切記凡事過與不及都不好，這才是真正的健康之道。

## 適度「吃」與「動」，最健康！

**運動及飲食與我們的生活息息相關，如何吃及動也是一門學問，過與不及都不好，下列原則請務必做到。**

| | |
|---|---|
| **「吃」的原則** | ❶ 植物性和動物性食物的比例要維持 3：1，若胃腸不好，高纖和寡糖含量較高的食材，如燕麥、地瓜等需控制分量。<br>❷ 素食者在選擇食物時，全穀類要搭配蔬菜，並與蛋白質的分量維持在 3：1，也別忘了每天至少攝取 15cc 以上的好油，如冷壓橄欖油。<br>❸ 每餐飯至少吃半小時，細嚼慢嚥到自然吞下，感到 8 分飽時就該停止，如果出現打嗝，表示已太飽，就別再吃了。<br>❹ 沒吃什麼卻常打嗝，表示胃腸太虛弱或有發炎跡象，必須改為「少量多餐」，接受治療後才能正常飲食。 |
| **「運動」的原則** | ❶ 運動量要適中，以運動完後精神轉佳，不會疲倦、衣服不會全部溼透為原則，若運動後 1、2 天內感到疲倦，代表運動量太大了。<br>❷ 跑步、騎長程腳踏車都是屬於較激烈的運動，只適合原本身體就不錯的人，但仍不可過量。<br>❸ 稍微運動就大量流汗、衣服全濕者，並非排毒良好、代謝旺盛，長久下來必生大病，須立即接受治療。<br>❹ 稍微動一下就累的人，代表身體太虛或營養不良，要先調養好或分階段慢慢訓練。 |

## 迷思 4 室內溫水池溫暖又不怕曬，最適合游泳？

◆**張院長說：「常在室內溫水池游泳，容易吸進高濃度的氯氣，傷害身體。」**

**近年來養生觀念大為盛行，在不斷宣導運動的重要性下，「要活就要動！」的口號深植人心。但是，很多人都忽略運動場所潛在的危險性，我的臨床經驗發現，常在室內溫水游泳池游泳，容易吸進高濃度的氯氣。特別是對身體本來就差的人來說，不但有害無益，也無法改善健康。**

游泳是許多醫學專家非常推崇的運動項目之一，在一般民眾的印象中，似乎就是健康的代名詞。

但是，專家們在研究游泳的好處時，採樣的對象是健康的人及無毒游泳池，當然會得到「游泳對身體很好」的理想答案。實際上，為了維持公共衛生，自來水公司會在民生用水裡添加氯氣消毒，游泳池業者則會自行添加更多氯氣，當氯氣溶在水中時，會變成「次氯酸」或「次氯酸根離子」，具有極強的氧化能力，能夠把水中絕大多數的細菌或致病菌氧化而消滅，這就是所謂的「消毒」。消毒雖有必要，化學藥劑的「用量」卻需正確拿捏。**氯氣的比重大於空氣，會沉降在水面上，越靠近水面濃度越高，越游就吸進越多氯氣，一待好幾個小時的人，吸入量更是高得驚人。**

## ◆室內泳池若通風差，容易吸入大量氯氣

氯氣在游泳池的使用量非常可觀，當許多人泡在泳池中時，池水就會快速被附著在身體上的細菌汙染。正因如此，游泳池業者會刻意添加比自來水更高濃度的氯氣，來降低泳池中的細菌數，如果室內的通風設備不夠完善，泡在泳池時會剛好吸到最高濃度的氯氣。所以，我雖認同游泳的好處，但是必須在「室外游泳池」進行才安全。

我有很多病患因為長期在室內游泳池游泳，漸漸出現慢性中毒的症狀，免疫力變差，每次只要一游完泳，就會出現鼻炎、扁桃腺炎、支氣管炎等症狀，比以往更容易咳嗽、咳痰、氣短、胸悶或胸痛，甚至漸漸出現肺水腫的狀況。

不僅如此，當氯氣進入血液後，會和許多物質發生化學作用，引起神經功能障礙，還會殺傷紅血球，並引起盜汗、頭痛、噁心、胃腸痙攣、肝臟受損等問題。嚴重

時，甚至會引發全身性水腫，電解質失衡。**長期在室內游泳池游泳，或在密閉的浴室沖澡超過20分鐘，都會使室內氯氣濃度過高，導致健康下滑。**

## ◆大量流汗並非好事，微微出汗才能去除體內濕氣

除了氯氣的危害外，游泳還有一個容易被大家忽略的問題，就是「濕氣」。這裡的濕氣不是指空氣濕度，而是中醫上所說的「傷濕」，即持續接觸充滿水氣的環境，導致濕邪致病。

如果長期有游泳的習慣，某天突然發現身體變得沉重、頭部昏重有如被濕毛巾包住的感覺、容易疲倦、胃口變差、小便有較大顆的泡沫，及大便變軟、變稀等，便是「濕邪」的症狀了。

為什麼會出現「濕邪」呢？我認為可能是「流汗量過大」引起的。包括游泳在內的許多運動，都會使體溫升高，身體為了降溫就會排汗，尤其是在室內的游泳池，體溫會升得更快、排汗量更大。不過，因為身體泡在水中，並不易察覺流了多少汗，反而讓濕氣侵入體內，久了之後甚至發現自己有「風濕」的體質，遇到陰雨天或天氣變冷前，身體就開始沉重、痠痛，或是手腳碰到冷水就產生很大的不適感。

「大量流汗」不但違背養生原則，也容易使體內的濕氣排不出去，將來更容易產生風濕痠痛的問題。中醫強調，「微微流汗」才能達到祛濕的目的。

## ◆ 游泳或洗澡後，頭髮要立刻吹乾

那麼，濕氣該如何預防呢？除了流汗量不可過大外，游泳或洗澡後，頭髮要立刻吹乾，否則濕氣入腦，容易產生頭痛、頭昏、注意力不集中和精神不濟的現象。

很多留長頭髮的女生洗頭後刻意不完全吹乾，讓頭髮處在半濕的狀態下，最後造成頭部受寒。**特別是貧血體質的人，因為排濕功能差，頭髮如果沒吹乾，受寒情況會更嚴重。**

五代獨門 張院長養生觀

### 大量流汗未必有助代謝，且易電解質失衡

若是稍微動一下就大量流汗的人，千萬不要誤以為是代謝好、汗腺發達，可能是「電解質失衡」的結果，最好馬上補充適量的電解質。動不動就大量流汗的人，須盡快接受治療。

補充電解質的方法很簡單，就是用1：1的方式稀釋運動飲料。將市售的600cc運動飲料倒出一半，再加入300cc的水稀釋，半天內喝完即可。剩下的飲料可放冰箱保存，要喝時再製作。

## 迷思5 已經很注意飲食了，為什麼膽固醇還是過高？

◆張院長說：「膽固醇主要由肝臟製造，用來修補血管，血管發炎越嚴重，體內的膽固醇量自然越多。」

人體的膽固醇只有三成是從食物中來的，七成則由肝臟製造。歐美人的高膽固醇絕大多數是因為吃太多紅肉，但在東方社會中，很少有人會這麼常吃紅肉，很多人就算完全避吃含膽固醇的食物，也不見得能降低膽固醇。為什麼呢？

一般社會大眾對於膽固醇的觀念，總覺得它是一個有害物質，是心血管疾病的元凶。因此，總認為「降低膽固醇」才是健康之道，這實在是個似是而非的觀念。首先，我們要知道膽固醇在體內的用途是什麼？除了是身體製造賀爾蒙的原料之外，最常見的功能其實是「修補血管」！你一定很疑惑，膽固醇不是破壞血管，造成血管硬化和阻塞的元兇嗎？這真是個大誤解。

血管會受到破壞的原因，主要有兩個：第一是因為「飲食含糖量太多」，包括吃太多甜食、飲料、精製澱粉等，使得血液中的酸度大增，血管內皮被「酸性血液」侵蝕而遭到破壞。第二是因為吃進壞油、壓力太大、睡眠不足或是過度忙碌等原因，使體內自由基產生過多，侵犯到血管的內皮而受損。

## ◆血管一旦發炎，身體就需要更多膽固醇來修補

不管什麼原因，只要血管內皮受到侵犯、損害，都會產生發炎的情形。大家都知道，發炎的目是「為了修復」，必須等完全修復後，發炎才會停止，而修補血管最重要的物質就是「膽固醇」。膽固醇就像是血管的修復工人，在血管受損時，由低密度膽固醇（俗稱壞膽固醇）送到發炎的部位做修補，剩餘的材料再由高密度膽固醇（俗稱好膽固醇）送回肝臟重新使用。

**如果一個人的血管每天都在發炎，膽固醇的需求量便會大增，肝臟也只好不斷地製造。**日復一日的結果，到最後就算完全不吃含膽固醇的食物，抽血的結果還是會無情地顯示「膽固醇過高」。此時，你可能還誤以為是自己吃太多高膽固醇食物的關係，在飲食上更加限制，最後，不但膽固醇無法降低，反而造成營養不良。

由此可知，血管被酸性血液侵蝕，或是被過多的自由基破壞，是造成發炎的主

因。**以西方人而言，多半是「攝取過多肉類」所致；東方人則是因為吃太多「高糖食物」而造成。**

## 吃太多高糖食物、壞油、作息不正常，是血管發炎的主因

「高糖」更精確的意思是「高升糖指數」，也就是所謂的「高GI值」食物（即食物在消化過程中，生成葡萄糖的速度）。升糖指數最高的就是「糖」，當血糖上升太快時，血液會立刻變酸，導致血管壁被酸性物質侵蝕，發炎也由此而生。此時，膽固醇為了修補血管而被大量分泌出來，膽固醇指數必然會升高。所以，只要少吃含糖或是高GI值食物，身體自然不需要過多膽固醇。

另外，若你有許多飲食上的壞習慣，血管必定每天都在破損和發炎，讓膽固醇來不及修補，發炎也就停不下來。可怕的是，當膽固醇修補血管時，若被氧化變質的自由基卡在血管中，就會引來免疫細胞清除這些變成「異物」的膽固醇，一旦數量過多而清不完，最後就是全部沉積，阻塞血管。血管一旦不通暢，五臟六腑在得不到血液滋養的情況下慢慢退化，就會衍生出各式慢性疾病。

## 少吃白米飯、麵包，避免血液酸化

或許你會慶幸自己並不愛吃甜食，但是請不要忘記，**「精製澱粉」也會在體內迅速變成糖分**。如果你愛吃白麵粉製造的產品，如：麵包、餅乾、麵條等，同樣會造成血管發炎。

再加上這類精製澱粉消化成糖分時，沒有足夠的纖維能阻擋，所以吸收速度也特別快，讓血糖也提升得更快。

想要改善上述情形，必須盡量不吃所有西式麵粉類製品，如：餅乾、麵包、漢堡、洋芋片，和高溫製作的燒餅、油條、煎培根、香腸、火腿等。

低溫製作的包子、饅頭、水餃、麵條等是較好的選擇，但不能過量，就能減少發炎的機會。

五代獨門

### 張院長養生觀

## 葡萄連皮吃，可降低「升糖指數」

高升糖指數食物包括：白米、糯米、麵粉製品、芒果、香蕉、荔枝、龍眼、葡萄等。纖維質較多的糙米、燕麥、芭樂、番茄、草莓，以及大部分的蔬菜都屬於低升糖指數的食物。

膳食纖維和抗氧化物質能降低升糖指數，**以葡萄來說，雖是高升糖指數的水果，但若連皮吃，則升糖指數會變低**。因為葡萄皮含有大量纖維和抗氧化物「花青素」之故。

## 多吃大豆卵磷脂，修復血管、減少膽固醇

若改掉大魚大肉的習慣，也減少糖分和精製澱粉的攝取後，該如何加速修復血管、平息發炎，以減少膽固醇的製造呢？

**最好的方法是多吃一些「大豆卵磷脂」**，不但能修補血管，還能將附著在血管壁的氧化膽固醇乳化成微粒，溶解在血液中，運回肝臟再利用，使血管容易被修復，膽固醇自然下降。

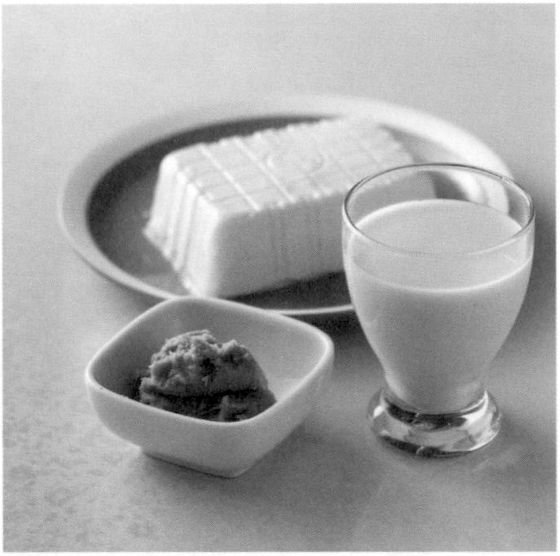

▲豆腐、豆漿及味噌，都是很好的大豆卵磷脂攝取來源。

除此之外，卵磷脂也可以保護肝臟、消除脂肪肝，並替大腦製造許多神經傳導物質——乙醯膽鹼，增加大腦活性、改善記憶力，可謂一舉數得。

一般可從豆類製品，如豆漿、豆腐及味噌中攝取大豆卵磷脂，市面上也能買到純化的卵磷脂顆粒，亦可選擇高濃度的保健食品「多元不飽和磷脂膽鹼」，都是很好的卵磷脂來源。

## 迷思 6 蔬果汁能治百病，連皮吃、不濾渣對身體更好？

◆ **張院長說：「每個人的體質不同，蔬果汁性質較寒，不濾渣更寒，必須評估自己的身體能否適應。」**

最近，各式各樣的養生法越來越多，當紅的蔬果汁療法就是其一，正如俗話說：「救人的方法越多越好！」將自己獨特的養生經驗與大眾分享的確是好事，但令人憂心的是，不見得人人都適用於同一種方式。每個人的體質不同，任何養生方法的前提都是要「適合自己」，才能達到改善健康的作用。

目前流傳的眾多養生方法都有一個共同特點，幾乎都是以「糾正西式飲食的錯誤」為前提所創造的。西式飲食的特點是高油脂（幾乎都是壞的油脂）、大量吃紅肉、高溫烹調、高鹽、高糖，這種飲食文化透過跨國商業經營，拓展到全世界，幾十年來造就全人類健康的大浩劫，無數的糖尿病、三高問題、痛風、癌症、免疫失調、肥胖等皆是由此而生。

但這一切在開始提倡「回歸大量蔬菜水果」，甚至採用「蔬果汁療法」後得到驚人改變。例如：高血壓不藥而癒、血糖自動回復正常……等神奇療效，讓成千上萬的人們都想親身體驗這種快速找回健康的方法。

## 體質偏冷、少肉多菜的人，並不適合喝蔬果汁

「蔬果汁療法」真的這麼神奇嗎？其實神奇的不是多吃蔬果或是蔬果汁，按照中醫的說法，這是「致中和」理論所帶來的成效，也就是「反向矯正法」。簡單地說，就是「缺什麼就補什麼；多什麼就去掉什麼」。

一般來說，蔬果的確比動物性食物來得重要，人可以不吃肉，但不能不吃蔬果。西式飲食大量吃肉，缺少纖維，當然導致健康的崩壞。反向矯正的方法很簡單，就是多吃蔬果，甚至大量飲用現打蔬果汁，若是連皮打、連渣喝，大量的纖維、維生素和植化素進入體內，能夠中和並排出毒素，當然可以有效地回復健康。

若你平常不吃西式飲食，早就在吃大量蔬菜水果，也很少吃肉，身體仍然日漸虛弱，對照「致中和」理論，你的身體不適可能是偏虛或偏寒所造成。如果再飲用大量蔬果汁，又連皮打、連渣喝，寒氣太強，體弱之人長期喝，後果恐怕不堪設想。

## 蔬果汁比蔬果更寒冷，直接喝容易傷胃

大家在採用蔬果汁療法時，必須先「回想」自己長期以來的飲食傾向，是大魚大肉、重口味？或是屬於正常、清淡的飲食？甚至是營養不良？

很多人不知道，**蔬果汁比蔬果本身更寒冷數倍，而連皮打、連渣喝的高纖蔬果汁又比單純的蔬果汁更加寒冷**。直接吃蔬果時，咀嚼動作可以讓食物在口中加溫，又可利用唾液達成初步的消化，減輕腸胃負擔。

喝蔬果汁時，雖然已經被調理機打得很細，但是喝的時候未經咀嚼，直接進入胃中，腸胃虛弱的人根本承受不起。再加上許多蔬果汁的材料皆為寒性的蔬果，又多從冰箱拿出使用，如果不去渣，腸胃會被大量的纖維刺激，造成「寒上加寒」，消化功能就會出問題。

## 不確定自己是否適合喝蔬果汁前，可先少量試探

如果想嘗試「蔬果汁療法」，在安全的考量下，我建議從「少量試探」開始，**也就是連喝3～7天蔬果汁，每次都喝原本的1/4分量就好（如一杯果汁為500cc，即先喝**

125cc），若覺得身體有好轉，沒有出現新的不舒服症狀，就可以每週再多增加1/4的分量，最後就可喝完整的一杯。

反之，若感覺身體越來越差，開始出現以前沒有過或更甚的症狀，像是打嗝、腸鳴、排氣、腹瀉或大便無力、睡眠品質變差、腰痠無力、皮膚癢等，千萬別以為是「好轉反應」還繼續硬撐，必須先減量2～3天，測試這些新增加的症狀是否有消失？若是，就表示蔬果汁喝太多，減量即可；若症狀沒有消失，只是略微好轉，表示這方法根本不適合你，必須立即停止。

飲食本來就已正常、清淡的人，最好別喝大量蔬果汁，保持吃足夠的蔬果即可。平常很養生的人，若身體仍然不舒服，可能是別的地方出問題，最好立即尋求治療。

所謂「正常」的標準是，每天蔬菜和魚肉蛋奶的比例，蔬菜（植物）三份或以上、魚肉蛋奶合算一份，魚肉蛋一份大約以一個拳頭體積大小為準，奶類以350cc左右為一份；而「清淡」的標準，則是以清蒸、水煮為主，平常很少或不吃煎、炸、燒烤、大火炒的食物。

如果長期都吃蔬果，幾乎沒有吃動物性的魚肉蛋奶，並且漸漸出現頭暈、疲倦、胃口變小、消瘦、面色黯黃或蒼白、嗜睡或睡眠品質變差、怕冷、育齡婦女月經很少等，種種「虛寒」的現象，大概就屬於營養不良了。若是營養不良又虛寒的人，還大量喝蔬果汁，甚至連皮打、連渣喝，寒上加寒的可怕後果實在令人無法想像。

## ◆「蘋果紅蘿蔔汁」適合所有人，下午3點前喝完最好

很多病人問我，如果真的想喝蔬果汁，有適合的配方嗎？**我建議喝較安全的蘋果紅蘿蔔汁，用一顆蘋果搭配半條紅蘿蔔並去渣，完成後再滴幾滴檸檬汁，一天喝1～2次，在下午3點前喝完。因為越晚喝蔬果汁，身體會越冷。**這道蔬果汁非常溫和，只要不是腸胃虛到極點的人，都可以喝。

也可以再加入1/4顆甜菜根或1顆芭樂、1顆奇異果等，只要是當季的蔬果就可以。當然，癌症患者也可以喝，腸胃好的人可以連皮打、連渣喝，多攝取纖維。總之，渣及纖維越多就越寒，必須以考量自己的情況為原則。不過，若是喝此道果汁也會不舒服的人，需盡速就醫找出問題，切勿再盲目飲用，延誤治療。

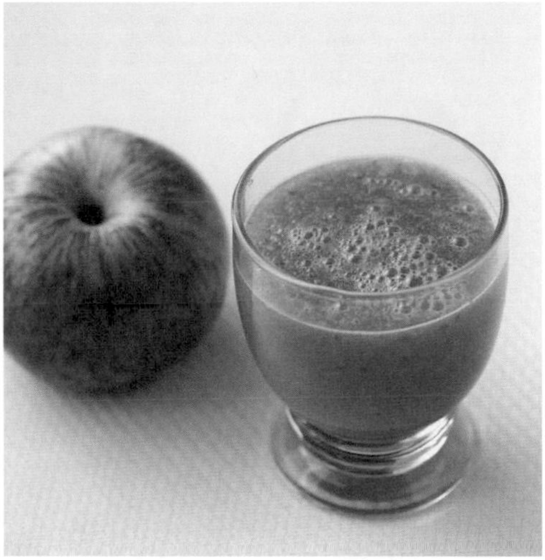

▲「蘋果紅蘿蔔汁」的食材溫和，人人都能喝。

五代獨門

## 張院長養生觀

### 蔬果汁中加薑汁、肉桂不見得能中和寒性，極冷極熱食物混合易傷身

有些人擔心蔬果汁太寒，以為加入薑汁、肉桂等熱性食材，就可平衡寒性。事實上，**只有身體非常好的人，才能同時讓冷、熱食物在體內調和；身體差的人，調和力不足，同時吃下極冷和極熱性的食物，容易造成身體機能大亂。**

因此，最好要選擇以「性平中庸」，即不冷不熱或微冷微熱的營養食物為主（可參考下表）。這類食物的身體接受度高，長期吃可得到滋養。等身體變好，體內調和度變高，偶爾吃一點極冷或極熱的食物，就比較沒什麼關係。

### 常見「性平中庸」食物一覽表

| | |
|---|---|
| **油類** | 冷壓橄欖油、冷壓亞麻仁油、冷壓苦茶油 |
| **食材類** | 胚芽米飯（可混小麥胚芽或蕎麥）、山藥、馬鈴薯、四神、地瓜葉、高麗菜、綠花椰菜、川七葉、木瓜 |
| **餐點類** | **主食類▶**糙米加豆漿、饅頭夾蛋、蒸餃、湯餃、小籠包、餛飩湯麵（可配豆腐和燙青菜）、火雞肉飯、高麗菜豬肉水餃<br>**配菜類▶**絲瓜燉蛤蜊、蒸蛋（適量）、豆豉或樹子蒸魚、水煮蹄膀<br>**湯類▶**米粥湯、味噌湯（不過鹹）、鮮魚湯、雞肉燉湯（可加少許薑）、香菇雞湯、枸杞紅棗雞湯、雞肉蛤蜊燉湯、金針排骨湯 |

## 迷思7 為了讓食物更美味，用大火快炒最好吃？

◆**張院長說：**「『高溫』會破壞食物的成分，火越大，食物就越不營養且越毒。」

在百元快炒、鹽酥雞、烤肉等小吃攤林立的現代社會，用大火快炒食物似乎成了理所當然的事，且火要越大越好，食物才會又香又好吃。但是，大家可能沒有想到，「高溫」不但會破壞食物的營養，還會使營養轉變成毒素。火越大，食物就越不營養且越毒。表面上看起來像是享受了人間美味，事實上，不但營養成分大打折扣，還得讓身體花費更多的力氣來消化食物和處理毒素，得不償失。

說來或許大家不信，人類剛出現在地球上時，是以「打獵」為生，偶爾缺少獵物時才會以蔬果來果腹。所以，人類剛開始也與其他動物一樣，以吃「生食」過活，這個習慣至少維持了300萬年以上。不過，在鑽木取火出現後，人類開始進入吃熟食的階段，並逐漸進化成今日的面貌。

奇怪的是，人類開始吃熟食後，身體反而越來越差，變得容易生病。科學家研究後發現，原來人類雖已改吃熟食，但體內大多是生食的酵素，便和吃熟食的習慣產生了衝突，身體當然容易出現問題。

經過200萬年後，人類雖然能夠適應熟食，最適合的溫度卻只能到100度，甚至更低，但是，以這樣的溫度煮食物，當然沒辦法和高溫料理的香味比擬。

## ◆食物越高溫料理，產生的毒素越多，身體越難解毒

一般來說，**食物的溫度只要到達42度，內含的酵素就會被破壞**。溫度越高，食物被破壞的成分就越多，當超過120度，也就是約中、小火炒的溫度時，不但營養成分開始變質，好油也會漸漸開始氧化。達到160度，約大火快炒或油炸的溫度時，澱粉、蛋白質和脂肪的結構在高溫下就會劣變，好油全部氧化成壞油。如果溫度來到200度以上，相當於燒烤或煎魚的溫度時，食物便會大量產生有毒的致癌物質。

當食物因缺乏酵素，變得難分解及消化時，身體還是會因應這個情況，讓肝臟和胰臟不斷努力製造更多酵素，好讓食物消化。時間一長，到中年後，身體便難以負荷，得藉由肝臟奮力解毒，腎臟也要傾全力排毒。一旦讓人體最重要的兩大器官工作過量，遲早有一天會不堪負荷而宣告罷工，身體也就走向衰敗的不歸路了。

此外，**若你是壓力大、生活不正常的人，更不能常吃大火快炒的食物**。因為這種人會比一般人產生更多傷害身體的自由基，原本就有容易致癌的危險，需要更多抗氧化物質來保護身體。但是，這些抗氧化物質都不耐高溫，人體也無法自行製造，必須經由食物補充。問題是，在高溫料理之下，這些成分早已被破壞，只會製造更多有毒物質，加速細胞氧化而產生癌變，必須特別小心。

## 食物以清蒸、水煮為主，生吃的蔬果則一定要新鮮

雖然我們無法回到最原始的「吃生食」生活，**卻可以用「清蒸、水煮或水炒」的方式烹調食物**。因為水的沸點最高只會維持在100度，不會產生任何有毒物質，破壞的食物維生素量也不多，可以放心烹調。

很多人覺得清蒸、水煮的食物不好吃，其實只要善用天然調味料，如：蔥、薑、蒜、洋蔥、大蒜、味噌、辣椒、豆豉、酒、醋、冷壓麻油、冷壓橄欖油，就能增添食物的風味。食材上則要注意，不要只拘泥在少數幾種慣吃的東西，範圍要盡量廣泛，並隨著當季盛產而輪替，才能攝取到各種維生素、礦物質和抗氧化成分，維護健康。

# 迷思 8 植物油比動物油好，多吃無害？

◆**張院長說**：「如果吃到氫化改良後的植物油，不但身體無法代謝，還會造成心血管疾病。」

**一般來說，科學越發達，所提出的理論應該越接近真實才對，但是，很多狀況卻顯示未必盡然。傳統上用豬油料理食物已有很長一段時間，現在因養生觀念當道，多改用植物油，卻多是改良過的。「錯誤的用油方法」卻導致人類健康急速惡化，失去原本的意義，只是大家渾然不覺罷了。**

早期社會中，家家戶戶都使用豬油料理食物，健康滋補，美味可口。之後由於畜牧業漸漸發達，豬油更加普及，價格也越來越低，於是，煮菜時大家更捨得放油了，結果，因攝取過多脂肪，開始產生高血脂和心血管疾病等問題。

同時，大量攝取牛油的歐美各國，也發生一樣的問題。經研究發現，**原來動物性脂肪是「飽和脂肪」，在體內代謝速度較為緩慢，一旦攝取過多，就容易造成囤積，**

**產生疾病**。為了改善這個現象，人們開始積極尋找較容易被人體代謝的油脂。後來終於發現，植物種子所含的油脂為「不飽和脂肪」，是屬於較好的油脂，具有「不飽和的特性」，活性很強，甚至可以將囤積在體內的三酸甘油脂清除。

有了這個重大發現，全世界幾乎都認同，「植物性不飽和脂肪才是最好的油脂」，認為這是心血管和代謝疾病的救星。

## 氫化改良後的植物油，人體幾乎無法代謝

既然如此，人類的健康應該得到好轉才對，為什麼不見改善，罹患心血管疾病的人口數反而越來越多呢？原來，當初做實驗時，都是選擇最好、最新鮮的植物油為材料，因此得到良性的結果，商人看到植物油的商機，開始大量收購種籽，準備榨油販賣。不過，接下來卻發現，植物油具有「不飽和」的特性，活性很高，因此容易氧化及變質，不易保存。

為了克服這個問題，商人們開始想盡辦法「改良」，讓油品能更穩定，而發明了氫化油（註）。油品被氫化後，放再久都不會變質，成為糕餅業者的最愛，因為能讓

註：即讓常溫下液態的植物油轉成固態或半固態的油脂，以增加食品加工的方便性，讓口感更好。氫化油脂含有飽和脂肪與反式脂肪，對人體健康而言，是屬於壞脂肪。

糕餅變得更加酥脆，延長保存期限，甚至可以讓漢堡、麵包十幾年都不會壞，坊間常見的酥油、乳瑪琳等，就是最好的例子。

更可怕的是，**氫化植物油是自然界不曾存在過的油，因此人體根本沒有代謝這種油的能力，於是，高血脂和心血管疾病越來越多，真是諷刺。**大力改良的結果，讓好油變回一無是處的壞油，甚至比以往的動物性飽和油還要差。就算每天正常攝取、不多吃，也會讓健康出問題。

## ◆動物油能被身體代謝，變質和氫化的植物油卻易造成血管阻塞

或許又有人會說：「那就盡量別碰氫化過的植物油就是了，買市售包裝完整的植物油，應該比動物油更好吧？」這又是完全錯誤的觀念。植物油因具有「不飽和」的特性，所以非常怕光、怕空氣、怕熱，「光線」和「溫度」會讓植物油很快地變質，「空氣」則是讓油迅速氧化。但是，絕大多數的市售植物油是以透明塑膠容器盛裝，根本無法避光，很多人買回去後，又放在高溫的瓦斯爐附近，讓油品有更多氧化變質的機會。

裝油的塑膠容器也是一大問題，任何塑膠品只要具有一定的柔軟度，幾乎都含有

塑化劑，是油溶性物質，用這種塑膠容器盛裝油品，當然會有溶出的危險。尤其有些人還會把油分裝到自己買的小型的軟性塑膠瓶內，所含的塑化劑又更多了。

再者，依照國人喜歡煎、炸、大火炒的烹飪方式，就算植物油再新鮮，一旦下鍋就會被高溫氧化。**動物油吃多了，只要少吃一陣子就會慢慢代謝掉，但是，變質和氧化的植物油卻容易造成血管阻塞**，久而久之，就會造成心血管疾病。

不僅如此，我們身體的每個細胞內，有很大部分是由脂肪構成的，細胞新陳代謝所需要的脂肪來源，就來自於我們所吃食物的油脂。若你都是吃到有問題的油，細胞新陳代謝時就會攝取到你吃進去的壞油，導致細胞功能無法發揮，甚至形狀改變，引發免疫系統無法辨識，進而攻擊，這就是所謂的「自體免疫疾病」的由來之一。

## ◆ 用半油水的方式炒菜，避免油品高溫氧化

那麼，該如何用油才安全呢？我認為，用煎、炸或大火炒時，可使用豬油或椰子油等飽和脂肪，且盡量購買冷壓油，較耐高溫不易氧化，但仍不可過量食用，以免造成心血管問題。

**如果想用植物油炒菜，我建議使用「半油水」的方式，先將水及冷壓植物油放入**

**鍋內，之後開火熱鍋，水滾後放蔥、薑、蒜等辛香料，最後放青**菜，火不能太大，以免水分被燒乾。確認煮熟後，在水乾之前就起鍋，如此可將溫度保持在100度左右，更能避免植物油被氧化。

下列表格中的油品適合在烹煮時使用，不過要切記，除了豬油和葡萄籽油外，其餘都不適合用來高溫煎、炸、炒，以免變成壞油。此外，動物油脂的比例不可超過植物油脂，避免增加發炎的機會。

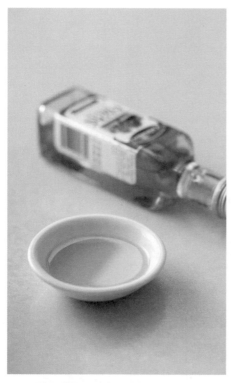

▲冷壓橄欖油不耐高溫易氧化，適合用來拌入烹調好的食物或是半油水炒菜。

## 煮菜時適合使用的油品，有哪些？

| 油品屬性 | 種類 |
| --- | --- |
| **植物性** | 冷壓亞麻仁油、冷壓初榨橄欖油、冷壓苦茶油、冷壓葡萄籽油 |
| **動物性** | 豬油（最好自行提煉，作法請參考P115） |

五代獨門

張院長養生觀

## 自行提煉的豬油健康好吃，不怕變質

常有人問我：「院長吃豬油嗎？」答案是：「當然吃。」不過，我並非購買市售的豬油，而是自己提煉。方法非常簡單，**只要到市場購買新鮮的肥豬肉（不含瘦肉部位），再切小塊加水共煮，就能熬出白色的豬油，風味較溫和。**

將提煉出的豬油裝入玻璃瓶中冷藏，使用時用乾淨的湯匙挖出即可。偶爾想吃快火炒青菜時，用自家提煉的豬油料理，特別好吃，又不怕油品變質。

或許大家會害怕豬油的熱量太高，不過，豬油營養豐富，熱量雖高卻容易產生飽足感，反而不易餓，加上能維持能量，讓人不會在兩餐間亂找零食吃，預防肥胖。**一天當中，豬油和植物油的食用比例約為1：3，是最健康的攝取量。**

### ◆ 自己動手提煉豬油，簡單又健康

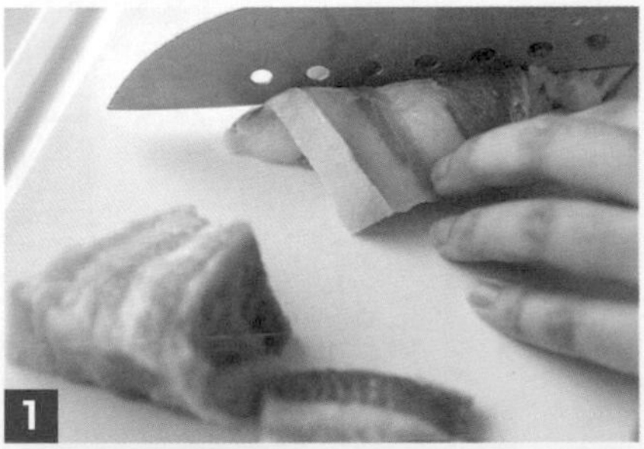
1

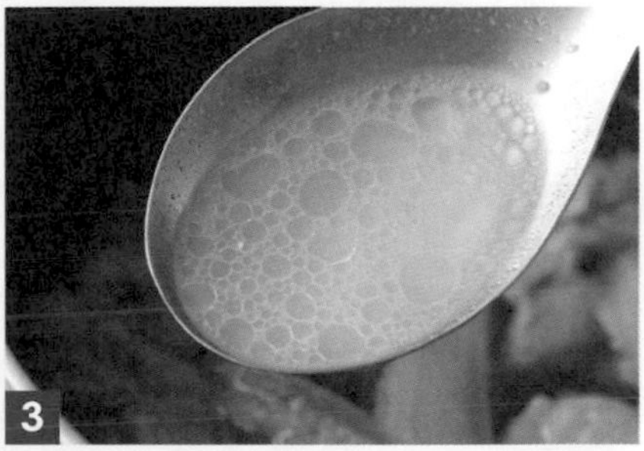
3

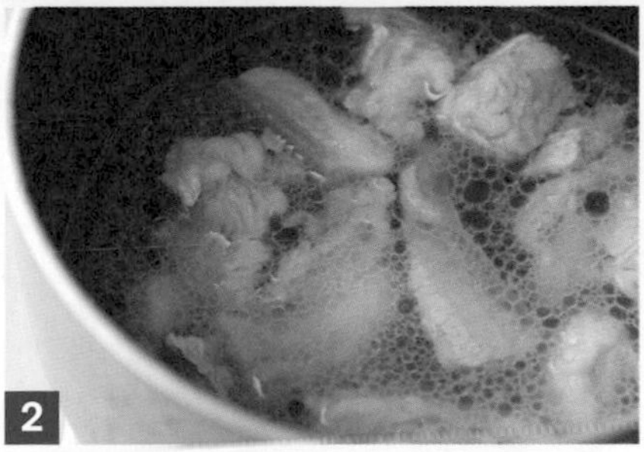
2

❶**步驟1**：肥豬肉切塊，切越細，所需時間越短。

❷**步驟2**：準備一鍋熱水（水不用多），將肥豬肉放入。

❸**步驟3**：撈起白色油脂放入瓶中，冷卻後冰存即可。

迷思 9

# 十穀米的纖維含量高，多吃有助消化？

◆張院長說：「市售十穀米多混有豆類，吃太多反而易導致消化不良及脹氣。」

所謂的十穀米理應由十種穀類組成，如：糙米、小米、燕麥、糯米、小麥、薏仁等，但是市售的十穀米則大多摻雜了豆類，並非真的由穀類組成，只能說是十種農糧。豆類除了豆腐和味噌之外，整粒的黑豆或黃豆都不太容易消化。腸胃不好的人若同時吃進豆類與穀類，容易導致消化不良和脹氣。因為豆類含有抑制胰蛋白酶的成分，會阻礙蛋白質的消化而產生異常發酵。

在我家族的醫學領域中，對於脾胃治療是非常有研究的。但是，有一次我卻一直無法治好一位病患的放屁問題。他長期吃素，卻一直放臭屁，甚至在看診時也持續排氣，排氣聲音響亮，時間也很長。

他不斷向我解釋：「我是吃素的，沒有吃肉。」他說自己總是一直脹氣、放屁，很容易腹瀉，剛開始吃藥有些微改善，之後又沒效了。因此，我知道問題的源頭一定出在飲食上，經過詳細問診後，我發現，他所吃的十穀米看似養生，卻是讓他消化不良導致脹氣、放臭屁的元兇。

## ◆十穀米摻雜豆類，是脹氣、放臭屁的元兇

為什麼呢？**因為許多市售的十穀米，成分並非全都是穀類，而含有許多豆類，有些甚至豆類所佔比例非常高。**穀類的營養成分是以澱粉為主，豆類則大多是高蛋白，並含有一種稱為「胰蛋白酶抑制劑」的特別成分，會抑制蛋白質的分解，導致消化不良而在腸內腐敗，產生臭蛋味。有些豆類，例如紅豆和綠豆，雖然所含成分大多是澱粉，但是與穀類混合後，仍然容易出現消化不良的現象。

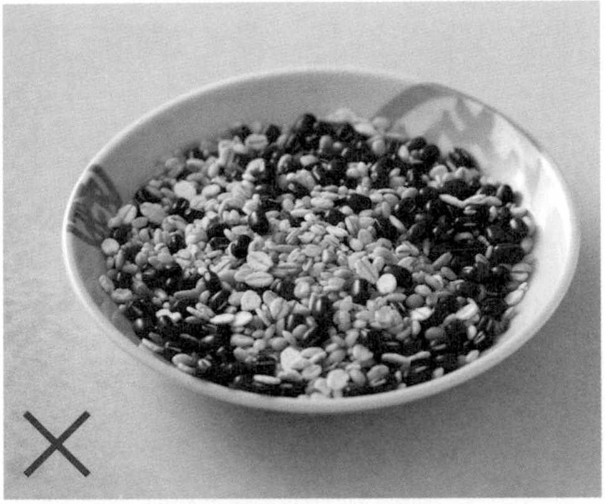

▲市售十穀米多含有豆類，吃多易消化不良。

通常豆類只要經過久煮，就會讓「胰蛋白酶抑制劑」變少，吃了比較不會放臭屁，但因

為腸胃對於穀類和豆類適應度不同，放在飯裡一起煮後，還是容易讓人消化不良而放屁。只是紅豆、綠豆的味道，不像黃豆、黑豆那麼臭而已。

此外，現代人大多使用電鍋煮十穀米，常常是穀類熟了，豆類卻沒有，尤其是黃豆更明顯。於是，大量的「胰蛋白酶抑制劑」殘留其中，使得消化出現障礙。**未消化的食物粗顆粒，對脆弱的腸黏膜來說刺激性非常大，容易破壞腸黏膜**，造成吸收力下降。消化不良的食物也容易因壞菌而腐敗，產生異常的發酵，這便是造成「放屁」的原因。

如果想完全消化蛋白質，需要「蛋白酶」輔助，這是一種在大多數人體內都能分泌的酵素。但是，胃腸差的人分泌量較少，吃到未熟透的豆類或喝太多豆漿，也容易因消化不良而脹氣、放屁。

## ◆ 補充洋車前子和益生菌，可增加腸內好菌、助消化

為了徹底解決這個問題，我請該名患者先改吃白米兩週，等腸胃穩定後，再改吃胚芽米。胚芽米比白米營養，因為保留了能量最強的胚芽和部分糙米纖維質，強身又不傷胃。待腸胃修復後，就能吃真正的十穀米了。

患者也問我：「什麼是真正的十穀米？」我說，就是全部由穀類組成，如糙米、胚芽米、紫米、小米、蕎麥、高粱、小麥、大麥、燕麥、玉米、薏仁等，不摻雜豆類或堅果。若家中已買了十穀米，**只要去掉豆類，單吃穀類就好**。我也建議他睡前補充水溶性纖維「洋車前子」和「益生菌」，水溶性纖維能保護益生菌棲息和繁殖，讓好菌在人體內大量存活及繁殖，幫助消化，不再容易放屁。

後來，這位患者靠著上述方法，治好了放臭屁的困擾。至於脹氣，在停吃所有豆類、不喝豆漿後，也減緩許多。由這個案例可以知道，就算醫生的處方很好，如果飲食方式錯誤，或是沒有找到致病的根源，就算吃一輩子的藥，也無法痊癒。

五代獨門

張院長養生觀

## 豆漿加入少許優酪乳，可避免脹氣

市售豆漿為了節省成本，通常在煮沸後，很快就會關火，避免豆漿暴沸，減少清理上的麻煩。不過，這樣做就無法消除豆類中的胰蛋白酶抑制劑，喝下後容易脹氣和放屁。

所以，最好的方式是自製豆漿，只要煮沸後等半小時，就可以破壞胰蛋白酶抑制劑。若沒有時間自己做，可以將買來的豆漿放涼到和體溫差不多溫度，即用手握住杯子時，不會感覺燙手。**之後可在豆漿中再加入少許乳酸菌或優酪乳，攪拌均勻，等3～5分鐘，豆漿變得有點濃稠時就可飲用。**

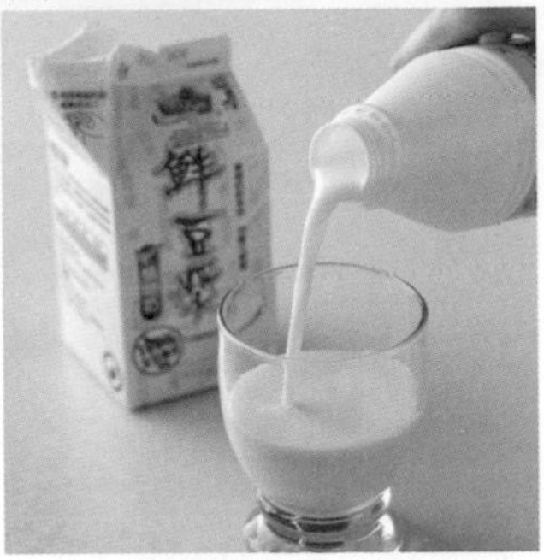

▲容易脹氣的人，不妨在豆漿中加入優酪乳後再飲用。

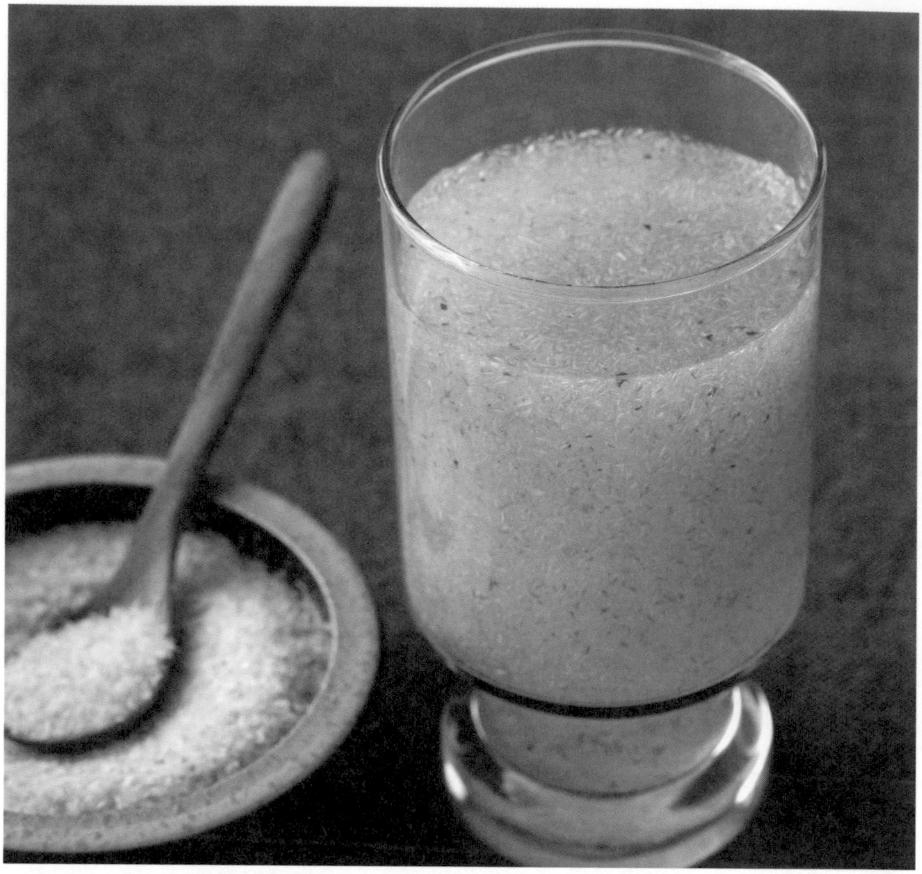

## 五代獨門食譜 【洋車前子茶】

◆**材料：**洋車前子 3 克（洋車前子殼亦可，一般有機食品店皆有販售）

◆**作法：**每次取 3 公克溶於 100cc 冷水中，再加 50cc 溫熱水混合，使之微溫，飯前 15 分鐘至半小時飲用。

◆**喝法：**一天可以喝 4 次，三餐飯前加睡前，若搭配適量益生菌服用，效果更佳。

◆**注意事項：**腸胃虛寒者一開始不能喝太多，先用 1 公克溶於 35cc 冷水，再加 15cc 溫熱水開始嘗試，之後再隨腸胃耐受程度調整增加。

# 迷思 10 多喝牛奶可補充「鈣」質，預防骨質疏鬆？

◆**張院長說：「並非任何人都適合喝牛奶，若攝取過量，反而會加重肝腎腸胃代謝負擔，還會導致骨質疏鬆。」**

牛奶含有豐富的蛋白質和鈣質，且能補給熱量。人類從嬰兒時期開始到成長發育期間，蛋白質和鈣質的需求量很大，熱量消耗也最多，理論上，「牛奶」應該是最好的營養補充品。許多人以為牛奶有益無害，可以多喝，卻不知道如果攝取過量，反而會加重代謝負擔，造成內分泌失調，讓中年後的骨質疏鬆變得更嚴重。

一般所謂的「營養」其實包含兩個概念，第一是指「熱量」，也就是提供我們日常活動所需燃燒的能量，例如，澱粉和蛋白質每公克可產生4大卡的熱量，而脂肪則是9大卡。第二指的是「營養素」，像是維生素、酵素、植化素等，這些營養成分雖不含熱量，卻是人體新陳代謝所必需的物質。

由於牛奶含有豐富的優質蛋白和脂肪，能提供足夠的熱量；也含有乳糖，可以促進腸道對鈣質的吸收，理論上可避免因缺鈣造成的骨質疏鬆、煩躁或失眠。此外，牛奶也含有色胺酸，是人體製造血清素的原料，能使心情穩定與滿足；血清素若不足，易造成憂鬱和失眠。更何況，對於容易貧血的素食者和女性而言，牛奶含有豐富的維生素B群，尤其是肩負造血任務的B12，可說是好處多多。

## ◆ 牛奶並非人人能喝，喝太多易造成「過敏體質」

這樣聽起來，牛奶應該是屬於高營養價值的完美飲品，理論上對人類有極佳的保健作用。但是，人們往往只看到好的一面，卻忽略一些重要的細節。以牛奶來說，我認為下列5點是飲用前，必須先明瞭的：

### ❶ 牛奶含有高蛋白，多喝易造成「鈣質流失」

牛奶含鈣量高，每100公克就擁有100毫克的鈣質，每天喝一杯500cc的牛奶就能達到「每日建議攝取量1000毫克」的一半。不過，牛奶同時也含有非常高量的「蛋白質」，每100公克就含有3公克，喝多容易讓血液轉變為酸性。**身體為了平衡酸鹼值，會釋放出體內的鹼性物質「鈣質」來中和，如此一來，反而造成鈣質的大量流失。**

## ❷ 牛奶含有乳糖和酪蛋白，易造成「過敏」

很多人以為喝牛奶不會拉肚子就是沒過敏，這個觀念是錯誤的。其實奶類過敏所出現的症狀種類繁多，很多人不知道發生在自己身上的某個症狀其實就是過敏，照樣每天攝取。特別是牛奶中的乳糖，很容易引起過敏，尤其是東方人主要的症狀是腹瀉，稱為「乳糖不耐症」。

另外，牛奶中也含有大量酪蛋白，這種蛋白質會產生的過敏症狀更多，包含腹瀉、嘔吐、腹脹、鼻炎、濕疹、蕁麻疹、搔癢、痤瘡等，也可能會出現肩頸

五代獨門　張院長養生觀

### 牛奶加熱喝或搭配饅頭，可預防過敏

有乳糖不耐症的人，只要將牛奶換成優酪乳飲用即可。若是對牛奶的蛋白質過敏，不妨試著將牛奶加熱喝，或是搭配一些澱粉類食用，如饅頭，**3 個月後，大約有 75% 的人會不再出現過敏。**食用時要注意蛋白質量及熱量多寡，以免因攝取過多讓身體無法代謝，甚至產生代謝症候群。

若搭配的澱粉類為餅乾、麵包、蛋糕或披薩，短時間內看起來似乎有用，長期下來卻會加重症狀。**因為內含的「人造奶油」本身雖不是過敏原，卻會加重過敏的症狀。**

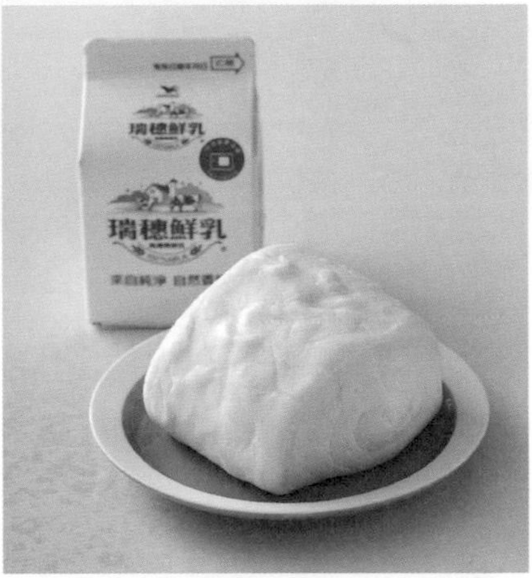

▲熱牛奶搭配饅頭，能抑止過敏症狀。

僵硬、夜尿、睡不安穩、煩躁、生長遲緩等，甚至引發過敏性休克。

此外，許多被嚴重皮膚病困擾的患者，大多數都是因為吃起士所引起。**起士是牛奶的濃縮版，主要成分幾乎全是酪蛋白，通常只要停吃起士，症狀就會改善**。

如果真的過敏了，該怎麼處理呢？改善之道就是「先停止食用乳製品」，讓身體有機會代謝掉多餘的蛋白質，同時配合中藥調理，縮短復原的時間。待痊癒後，就可以慢慢吃少許乳製品，若感覺舒服就可加量；若不舒服則再減量，少量試探的方法也能測出「自己到底能吃多少乳製品」。不過，有一點要特別注意，**因過量攝取乳製品所產生的過敏症狀，往往是在吃完後的2～3天才出現**。因此，食用後需細心觀察，以免忽略了。

### ❸ 牛奶含有動物性蛋白質，攝取過多易罹患「癌症」

醫學研究指出，吃太多動物性蛋白質會引發癌症，每日飲食當中，只要攝取量超過16%就具有危險。牛奶的蛋白質屬於動物性，在許多臨床觀察中也指出，常喝牛奶的男性易患肝癌和前列腺癌，女性則易得乳癌。

建議成人一天的牛奶量為400cc，發育中的青少年為500cc就好。不過，**若當天已喝了豆漿，則必須扣除豆漿的量**。

### ❹ 牛奶是適合小牛的食物，並非人的食物

牛奶的蛋白質成分雖然高，卻多是人類不易消化的酪蛋白。酪蛋白主要的作用是刺激生長，對小牛而言是最好的天然食物，能夠輕易消化並且快速長大；對人類來說卻不是，因為小孩和小牛「胃的構造」不一樣。**喝牛奶的嬰兒或許會長得比較快，卻會造成虛胖、虛高，中年後骨質流失的速度也會遠大於沒有喝牛奶的孩子。**

### ❺ 純粹以牛奶餵養嬰幼兒，對大腦發育沒有益處

對於嬰幼兒來說，牛奶的營養其實不夠完整，例如，「牛磺酸」和「DHA」對嬰幼兒的大腦和視網膜發育極為重要，尤其是牛磺酸，嬰幼兒無法像成人一樣能自行合成，必須經由食物攝取。**母奶中的牛磺酸和DHA含量豐富，能讓智力提高，視力變好；牛奶中的牛磺酸和DHA含量卻很少**，只喝牛奶的孩子，大腦發育與喝母奶的孩子相比，必然有明顯差別。

## ◆ 偶爾吃牡蠣或芝麻，也能補充鈣質

至此，或許大家會認為：「牛奶毫無價值，真的不值得喝嗎？」其實，是因為我

們平時早已攝取過多的動物性蛋白質，再大量喝牛奶才會造成危害。

若是平常較少攝取蛋白質，**尤其是素食者，適量的補充牛奶對身體是有好處的。**

單純想補充鈣質的人，不妨偶爾吃牡蠣代替，牡蠣含鈣量是牛奶的21倍，一天吃幾粒，鈣質量就夠了。

此外，芝麻的含鈣量是牛奶的14.5倍，早餐撒一些在豆漿或饅頭上，或撒在飯上，也是很好的補鈣方式。

還有，多吃高鈣而低草酸的蔬菜，其鈣質吸收率比牛奶更好，像是莧菜、秋葵、芥藍、白蘿蔔、高麗菜、南瓜等，都是不錯的攝取來源。

五代獨門

張院長養生觀

## 鈣片不易吸收，九層塔的補鈣效果更好

若是想讓孩子在轉骨期間補充鈣質，不建議吃鈣片，因為吸收率太差，不妨改吃九層塔，其鈣質及維生素 K 的含量都很多，可以幫助骨鈣素對鈣質的吸收。

建議可以將九層塔煎蛋吃；或是到青草店買六兩的「九層塔根頭」，洗淨後塞到已處理好的土雞腹內，加一把枸杞和足量的水放在電鍋中燉，一星期吃一次，就能達到補鈣效果。此湯品的含鈣量高，雞肉亦能吃，是非常適合全家的燉補湯品。

# 迷思11 黑糖有止痛效果，經痛時多吃，就不會痛了？

◆ **張院長說：**「黑糖止痛僅適用於虛寒體質的人，現代人多為熱性體質，反而會越吃越痛。」

「黑糖」比白糖保留更多豐富的礦物質，一直以來被認為是養生聖品，給予人們健康的印象。其實，黑糖也是糖，甜度仍然很高，吃多對人體的傷害非常大。古早改善月經疼痛的知名偏方，就是用黑糖煮薑湯來活血止痛，對虛寒性體質者而言確實有效。不過，若本身為「熱性體質」，經痛時吃黑糖，只會越吃越痛，還會使子宮發炎過度，造成嚴重損害。

很多人都知道精製白糖只有「空熱量」，沒有任何營養，吃了會使血糖飆升造成代謝負擔，對身體有不良影響。而黑糖是由白甘蔗榨取蔗汁後，直接在熱鐵板上炒乾製成粉末，沒有經過精製的過程，保留許多人體所必需的維生素和礦物質。有了這樣的前提，「黑糖」自然被標榜為健康食物。

許多人認為黑糖是對身體好的食物，多吃無妨，結果不但沒有更健康，反而容易得到心血管疾病、糖尿病、高血脂、腎臟病和肥胖，甚至是癌症！為什麼呢？問題就在於黑糖雖比白糖多了維生素和礦物質，仍舊是糖類，吃多一樣會使血糖飆升造成代謝負擔。基本上，**任何形式的糖能不吃就別吃，若真要吃，必須注意「攝取量」**。

## ◆吃太多糖會讓「胰島素」分泌過多，易致癌

人體只要吃下糖分，血糖便會上升，胰臟開始分泌胰島素，將血糖送進身體的細胞，血糖於是就下降回復。但是，當吃下過多精緻糖讓血糖快速上升，連細胞都無法再容納多餘血糖時，就算胰島素分泌再多，血糖都送不進細胞裡，這就是所謂的「胰島素抗阻」。血糖若上升太快，人體會利用新陳代謝的力量先轉化為脂肪，當作「倉庫」囤積，形成高血脂和肥胖。若倉庫也滿了，血糖沒辦法再轉化，就一直停留在血中，形成「高血糖」。如果不停止糖分的攝取，讓代謝機能休息，新陳代謝終究會停擺，血糖沒辦法再轉化，始終維持在濃度過高的狀態，就容易引發「糖尿病」。胰島素雖是人體正常調節血糖的內分泌，但近幾年也有研究顯示，**胰島素分泌過多也會致癌，不管什麼糖，只要吃多，胰島素便大量分泌，提高人體致癌的機會。**

## 直接吃「黑糖」易讓血糖迅速飆升，導致糖尿病

黑糖雖然含許多維生素及礦物質，卻還是糖，與常見的白糖一樣，是沒有纖維的糖，吃進體內後很快會消化成葡萄糖，並進入血液中。

當胰臟發覺血糖飆升太快時，就會大量分泌胰島素，以穩住血糖。不過，此時的內分泌也已受到很大的損害，但一般人卻渾然不覺。

**許多人喜歡直接吃黑糖塊，以為這樣吃很健康，沒想到血糖在短時間內飆升太快，胰臟遭受巨大衝擊，根本沒時間評估釋放多少胰島素**，基於身體本能反應，於是全部釋放。這樣一來，血糖卻又變得太低，造成頭暈、疲倦想睡或空虛煩躁，於是忍不住又想吃些甜食，吃了之後血糖又開始飆升，形成惡性循環，永無休止。

## 現代女性痛經多為熱性，吃黑糖反而易讓子宮發炎

許多女性習慣在生理期來時喝黑糖薑湯，的確，黑糖裡面的鐵含量很高，可以彌補經血的流失，黑糖還含有許多鈣質可以穩定情緒和緩解疼痛，薑湯溫熱的刺激也有

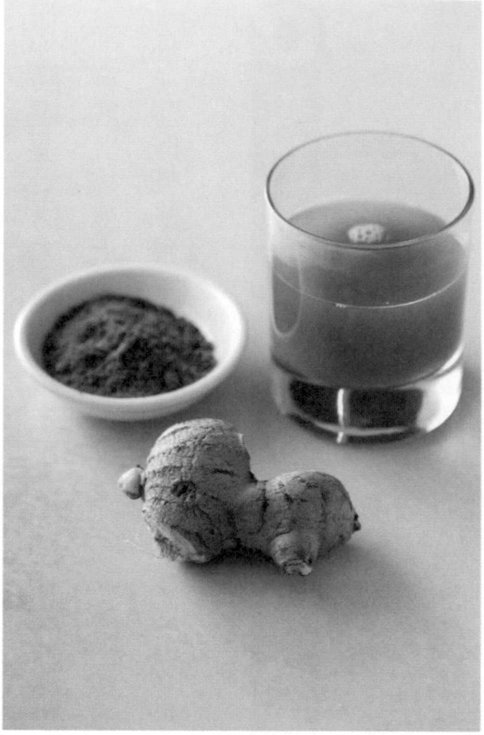

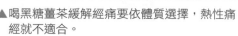

▲喝黑糖薑茶緩解經痛要依體質選擇，熱性痛經就不適合。

助於排血和止痛的效果，但是，這只適用於「虛寒型的體質」。在我的臨床經驗中，**現代人吃太多高熱量的食物，根本已經很少出現虛寒性的經痛，絕大多數都是發炎性的熱性痛經。**因此，喝再多的老薑熬黑糖也不會有效果，反而會造成子宮過度發炎而受傷，留下後遺症。

我有很多女病患都是盲目地跟著別人吃黑糖，結果每次吃完肚子只會更痛，子宮持續發炎而得了婦科病，最後都是靠中藥慢慢清熱、活血，長期調養之後才恢復健康。許多人痛經都誤以為要吃溫補的食物，卻一直沒有效果，以為是吃得不夠，只好再吃更多，殊不知是吃錯食物了，當然會越吃越痛。

## ◆ 蜂蜜、楓糖，只能偶爾吃

許多病患問我：「院長，可以改吃蜂蜜或楓糖嗎？」原則上，蜂蜜比白糖及黑糖好，營養也更加豐富，但是含糖量還是太高，高達80％，也只能偶爾吃。

更何況，市售蜂蜜多是假的，這類假糖，不但沒有營養價值，還會傷害身體，還是少碰為妙。

至於楓糖，主要成分為蔗糖和水，含鈣量是蜂蜜的10倍，是一種比蜂蜜更好的糖，含糖量更只有66％，營養成分豐富。缺點是太稀有也太昂貴，市面上容易充斥假貨，購買前務必要慎選。

五代獨門

張院長養生觀

### 「果寡糖」可提升免疫力，天然蔬果含量最多

如果真的喜歡吃甜的，我建議可以改吃「果寡糖」。果寡糖是體內腸道益生菌的食物，屬於水溶性纖維，可以改善腸道環境，增加好菌，亦能提升免疫力，小朋友吃多了也不會蛀牙。市售的甜菊糖、木醣醇、赤藻糖醇和異麥芽寡糖等，皆屬於果寡糖。不過，很多不肖廠商用化學製的「高果糖糖漿」混充，購買時要謹慎挑選。

其實，蔬菜和水果就是最天然的果寡糖，海帶、大蒜、洋蔥、黃豆、蘆筍、牛蒡、地瓜、牛奶、燕麥、蘋果、香蕉、木瓜等都可多吃。偶爾吃一些砂糖、黑糖無妨，但千萬別天天吃，以免過量。若家族有糖尿病病史或本身已患病的人，還是從天然蔬果裡攝取果寡糖最健康。

迷思12

# 烤地瓜富含纖維，多吃無害還能排毒？

◆張院長說：「清蒸或水煮才能完整吸收地瓜的養分，高溫烘烤易讓營養流失，對身體無益。」

**幾年前，看似不起眼的地瓜，突然成為店家瘋狂主打的養生食材，地瓜排毒餐一推出就轟動社會，連便利商店都24小時販售烤地瓜。但是，任何人都適合吃地瓜嗎？還有，若儲存或烹調方式錯誤，極可能把健康的食物變成對人體有害的垃圾食物。**

近年來，地瓜被讚譽為「近乎完美的食物」，因為含有豐富的澱粉可以當作主食，又富含膳食纖維讓人有飽足感，又能幫助排便，排除體內毒素，預防大腸癌等癌症。地瓜含有比雞蛋還要多的蛋白質，並且擁有對抗自由基的β胡蘿蔔素、維生素A、B、C、E以及鉀、鐵、銅、硒、鈣等10餘種微量元素。此外，連人體無法自己製造，必須從食物中攝取的必需脂肪酸——亞麻油酸，也能從地瓜中得到，可以幫助壞的膽固醇代謝，預防心血管疾病。

雖然地瓜擁有這麼多好處，但是，我在臨床上遇到的許多患者中，不少人都是長期採用地瓜飲食，卻未獲得傳聞中的效果，反而出現許多新毛病，讓健康每下愈況，這些人對此感到不解，因此求助於我。

## ◆高溫烘烤易破壞地瓜營養，產生有毒物質

首先，我們要了解，**想要完整吸收地瓜的營養價值和保健功效，必須使用「清蒸」、「水煮」的烹調方式**，才能保留較多的營養。如果經過高溫烹調，就會只剩下熱量，營養素則幾乎完全消失。更糟糕的是，在高溫之下，還會讓好的營養素轉變成有害物質，我們等於是在「吃毒」。

像是大家愛吃的「烤地瓜」，因為必須在約300度的環境下烘烤，使地瓜所含的澱粉產生有害的「丙烯醯胺」，是致癌物的一種；連帶使蛋白質也變得不易消化吸收，甚至連亞麻油酸都會被氧化，危害我們的心血管。再加上維生素也大多被破壞殆盡，將如此「營養變形」的食物吃下肚，可說是一點也不健康。

其次，**地瓜原本是低GI值（低升糖指數）的好食物，經過高溫烘烤後，反而變高成GI值食物，吃了會讓血糖迅速飆高，容易得到代謝症候群及心血管疾病**。反觀蒸煮

地瓜的GI值低，不會讓血糖指數飆高，也不易造成肥胖和代謝問題。因此，我常建議被肥胖困擾的患者，每天早上吃3小條蒸煮地瓜當早餐，通常一個月後體重就會開始減輕，效果不錯。

## 腸胃弱的人，不宜多吃地瓜

我們都知道便祕的人要多吃纖維質，以刺激腸管蠕動幫助排便，所以不少人會用地瓜紓緩便祕。不過，便祕的原因可不見得都是缺乏纖維引起的。很多腸胃虛弱的患者吃完地瓜後，反而造成腸胃不適，便祕甚至比沒有吃前更嚴重。

這是因為地瓜雖然屬於高纖食材，纖維能「刺激」腸管蠕動，**但是，如果你的腸管原本就很虛弱，禁不起大量纖維的刺激，反而會更形衰弱**，必須先治療腸胃，而非執著於高纖食物。

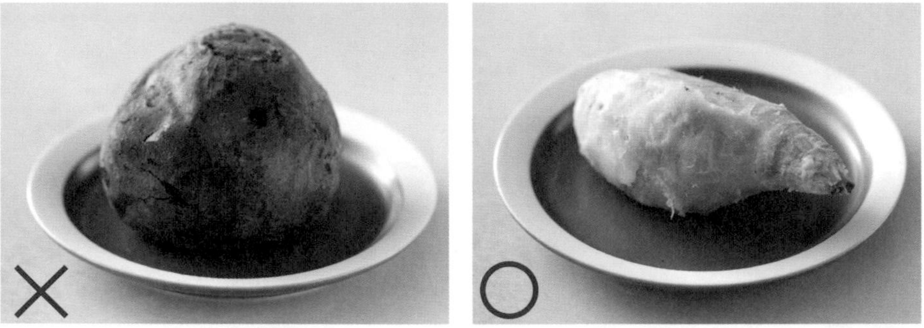

▲烤地瓜易讓血糖升高，蒸地瓜或許外表不美，卻健康好吃。

## 地瓜最好要挫絲再吃，利於消化

腸胃不好的患者，我會建議將地瓜挫絲（即地瓜簽）後，和飯一起煮，藉著咀嚼米飯時，讓地瓜在口中達到初步消化，減少腸胃負擔，且能吸收到較多營養，纖維的量也較剛好，不會過度刺激腸胃。

若是用地瓜簽煮稀飯也可以，只是消化吸收上會差一些，也可能較容易產生腸胃副作用。**我最不建議用大塊地瓜煮稀飯，因為我們吃稀飯時，常常都是用「喝」的，沒有咀嚼**，大塊地瓜又軟又嫩，常常沒咬幾下就進胃裡，容易出現消化不良而腹脹、噯氣、胃酸過多、不停放屁等作用，對腸胃的負擔很大，特別是腸胃弱的人，長期吃恐怕受不了。

五代獨門

### 張院長養生觀

### 吃地瓜後放屁是因「腸胃虛」，並非正常現象

很多人問我，為什麼吃地瓜會放屁呢？大家都以為那是正常的，其實是因為吃太多來不及消化，成為腸道產氣菌的食物。或是因腸胃較虛，多吃一點就消化不良，讓纖維和澱粉在腸胃中待太久，產生異常發酵而不斷排氣。

至於因長期吃地瓜而使皮膚變黃，**是因為攝取太多地瓜內的 β 胡蘿蔔素所致，對身體沒有任何不良影響**，也不用擔心，只要停吃一段時間就會慢慢代謝掉，並恢復正常。

## 地瓜最忌潮濕悶熱，存放於通風處最適合

由於地瓜價格便宜，許多人都是一袋一袋的購買，沒吃完就擺在廚房，但是，廚房的潮濕度其實不亞於浴室，不通風也容易受到黴菌和病菌汙染。

地瓜表皮呈褐色或黑色斑點而且「深入肉裡」，表示受黑斑病菌汙染，這是一種劇毒，會使地瓜變硬發苦，對肝臟具有極大破壞力。

這種毒素就算經過水煮火烤，毒性都不會被破壞。大量食用後，會出現噁心、嘔吐、腹瀉等胃腸道症狀，嚴重者甚至會死亡。

因此，**凡有深入肉裡的黑斑、變苦的地瓜都千萬不要吃**，也不能作為動物的飼料，否則又會循環進入人體。

建議地瓜買回來後，要放在陰涼乾燥處，保持良好的通風，以免受到感染產生劇毒。值得一提的是，馬鈴薯因為屬於「茄科」，發芽會產生龍葵鹼，帶有毒性不能吃；**地瓜則屬於「旋花科」，長芽會影響甜度和口感，但仍可放心食用。**

# 迷思13 堅果營養價值高，每天吃很健康？

◆**張院長說：**「堅果經過高溫烘烤後，珍貴的不飽和脂肪早已變質，甚至還含有致癌物。」

許多人認為堅果對身體很好，強調「天天吃堅果，營養又健康」。但是，為了讓堅果香脆好吃，幾乎都經高溫烘烤，珍貴的不飽和脂肪早已變質成有害的油脂。就算以健康的低溫烘焙法製作，堅果還是含有許多油脂和蛋白質，熱量非常高。平常就攝取過熱的人，若再天天吃堅果，身體一定受不了，還會出現代謝症候群，也會燥熱得如同烈火般，永遠滅不掉。

在我多年的行醫過程中，無意中發現，原來許多疾病的源頭都與「堅果」有關。例如：皮膚不明紅疹發癢、眼睛癢、耳朵癢、過度口渴、關節炎，甚至是青春痘、頭痛及感冒等，這些看似不相干的疾病，患者卻多半有吃堅果的的習慣，**只要停吃一段時間並配合中藥調養，99%的人都能痊癒。**

為什麼在停吃堅果後，病就能痊癒呢？原來，病因是大多數的人對「堅果」過敏。平常吃太多的人，又愛吃高熱量、高蛋白的食物，在身體無法負荷的情況下，就會引起輕微的發炎反應，即是「過敏」。除了堅果外，起士、香蕉、海鮮等食物，幾乎都有「高熱量」、「高蛋白」等特點，均為容易引起過敏的食物。

## ◆ 用錯誤的方法吃堅果，身體當然會受不了

很多人都忽略一件事：**補充好食物必須遵守「取代法」，而不是「增加法」**。既然堅果的熱量很高，勢必要減少其他食物的熱量攝取，挪出的空間才由堅果取代，而非在現有的熱量上又增加堅果，身體當然會受不了。而且堅果又香又脆，容易越吃越順口，很難節制也是個問題。自制力不好的人，千萬記得拿出一次要吃的量就好，別將整罐堅果擺在易拿取的地方。

既然如此，到底哪一種人最適合吃堅果呢？基本上，**我認為吃素者，或是平常蛋白質和脂肪量攝取不足，有營養不良傾向的人最適合**。他們攝取的熱量和營養較少，身體比較虛弱、怕冷，很適合以堅果補充營養，增加活力。如果你並非這類人，吃太多只會讓身體更燥熱。

此外，如果你對堅果過敏，但又想補充蛋白質和脂肪，可以改吃豆腐、豆漿、味噌或牛奶，同樣可以獲得較高的營養。但是，**盡量不要吃起士，因為它所引發的過敏症狀，絕對不少於堅果。**

## ◆用「單一食物排除法」，找出過敏原

如果懷疑自己的過敏原是某種食物，如：堅果，**就在星期一吃很多堅果，但接下來的星期二、三、四，這3日內都不能吃任何堅果。**到了星期五，不管哪一餐，飯後3小時內再開始吃很多堅果，若過敏，表示過敏原為堅果。在檢測期間，每日都做飲食記錄，記錄所有吃與喝進去的食物，同時記錄身體的各種反應，包括心理反應。

一般在戒除過敏原幾日後，我們的身體會鬆一口氣，反而會特別排斥該食物。此時你若再大量攝取該食物，就容易發作而確認過敏原。

**「單一食物排除法」的實施方式**

| 星期一 | 星期二 | 星期三 | 星期四 | 星期五 |
|---|---|---|---|---|
| 吃大量堅果 | 禁吃堅果 | 禁吃堅果 | 禁吃堅果 | 吃大量堅果 |

## ◆ 低溫烘烤的堅果營養價值高，一天最多也只能吃30顆

此外，製作堅果時的「烘烤溫度」也很重要。雖然溫度越高，堅果就越香、越好吃，但是只要超過200度以上，甚至刻意部分焦化，就會出問題。堅果中最有營養價值的就是不飽和脂肪酸和優質蛋白，卻也是最不耐高溫的營養成分。

只要溫度超過120度，再好的油脂都會變質為氧化脂肪，蛋白質則早已變性轉化成致癌物。變性的蛋白質不易消化，進入到腸胃後只會產生更多的腐敗酸化物。不僅如此，為了增加堅果的美味，廠商多半還會加入大量的調味料，有些甚至是用化學香料調合而成的，你吃到的早已不是原來的食物了。因此，**吃堅果要選擇「低溫烘培、未加任何調味料」的最好，才能吃到真正的營養和健康**。

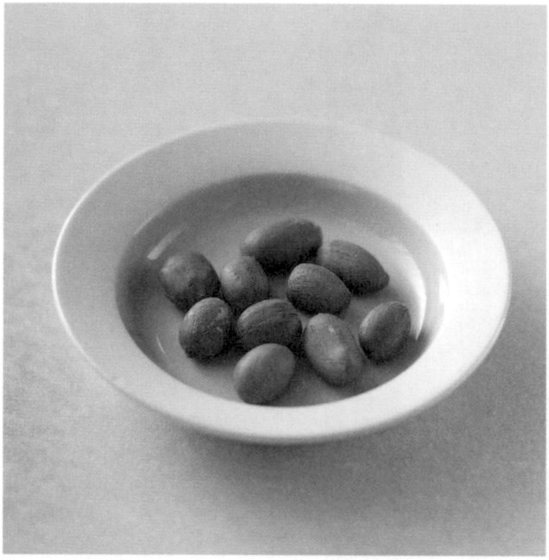
▲堅果不宜吃太多，可以花生為基準，1天10顆最剛好。

那麼，一個人一天大約吃多少堅果最適合呢？答案是因人而異。

常吃太飽又運動量不足的人，一天最

多吃10顆就好（以花生的體積為基準）；反之，運動量充足的人，一天可以吃30粒沒問題。

## 台灣氣候炎熱潮濕，是堅果產生毒素的溫床

除了攝取量外，堅果還需特別注意「黃麴毒素」（註）汙染的問題。台灣因為氣溫和濕度較高，適合黴菌生長，再加上穀類和堅果類都屬於會存放較久的食物，一旦保存不當就容易被黴菌汙染，產生毒素。

「黃麴毒素」是造成肝癌的主因之一，可怕的是，受到黴菌汙染的堅果和穀類，無法用肉眼辨識出，頂多只是有一點點走味，等到滿是苦味時，通常已具有很強的毒性了。很多罹患肝癌的人，除了肉吃太多外，幾乎都有「愛吃花生」的特點，如果保存方式錯誤，吃下有毒的花生，當然會生病。

因此，**記得要買真空、小包裝的堅果，要吃多少倒多少，剩下的一定要封口冰存，沒吃完的堅果也千萬別倒回容器裡，以免讓黴菌交互汙染。**

註：黃麴毒素（afla toxin），也稱作黃麴黴素，是一種有強烈生物毒性的化合物，常由黃麴霉及另外幾種黴菌在霉變的穀物中產生，如大米、豆類、花生等，是目前為止最強的致癌物質。

## ◆市售堅果飲常添加香料，自己磨粉最健康

市售的「堅果飲」、「燕麥奶」、「綜合穀粉」、「三合一」等標榜健康的飲品，選購時要小心。許多廠商為了增加口感和香味，摻入許多化學添加劑，如增稠劑，讓口感更為綿密。喝下肚的成分中，絕大多數是澱粉，不是堅果，好油和優質蛋白皆很少，還可能添加人工色素，也常過甜。

許多人喜歡買堅果粉，再與牛奶或豆漿一起沖泡喝，覺得方便又能吃到營養。其實，堅果磨碎後，內含的「不飽和脂肪酸」會與空氣大量接觸，短時間內還好，時間一久，則變成氧化脂肪。

人一旦吃下氧化脂肪，體內就會產生火氣，像是口渴、便祕、皮膚癢、筋骨發炎痠痛，或是長滿整臉的痘痘等，都是上火的象徵。

**若想吃堅果粉，最好自己磨粉，一次準備2~3天內的分量就好，吃完再磨。**磨好的堅果粉要裝在不透明的容器內，並放入冰箱冷藏。因為不飽和脂肪容易氧化，光線、溫度和存放時間都會影響堅果的品質，一不小心就可能讓堅果產生毒素。此外，為了避免上火及過敏，一次也別吃太多，淺嚐即止最好。

## 迷思14

# 只吃肉、不吃澱粉，是能迅速減肥的好方法？

◆ **張院長說：「並非每種人都適合，肉吃太多會加重身體負擔，引發慢性病。」**

世界上所有生物皆由不同比例的蛋白質組成，人類也不例外。舉凡各個細胞、組織和器官，幾乎都含有蛋白質，就連骨頭或是眼睛看不見的內分泌素皆是如此，可見其重要性。蛋白質除了做為身體結構的材料之外，它還擁有「激發能量」的作用，吃下後會讓人感覺精神十足、元氣飽滿，再加上許多營養學專家鼓吹多攝取蛋白質，因此許多人將「蛋白質」與「健康」畫上等號而大吃特吃。但是，事實真的是如此嗎？

「蛋白質」與「脂肪」、「碳水化合物」並列為三大營養素，三者共同的特點是「被身體燃燒後會產生卡路里，成為能量，使我們能夠有體溫，並維持生命」。這三者間也有奇妙的關係，碳水化合物多半直接被當作能量使用，若太多而用不完時，就會轉變為脂肪，成為備用能量儲存起來。當身體缺少能量時，脂肪就再轉換回碳水化合物，做為能量燃燒之用。至於蛋白質，雖然主要是做為我們身體的結構所需，但在身體缺少能量時，也可轉換為碳水化合物拿來燃燒，當作能量使用。

由此看來，幾乎所有的營養都可以互相轉換使用，**唯獨當人體缺少蛋白質時，無法由其它的營養素來取代，只能藉由食物補充。**不過，若吃太多，卻無法轉換為某種形式儲存起來，只能當作身體的廢物被代謝掉。代謝的過程非常「勞民傷財」，要動用和耗費體內的資源實在太多了。

## ◆吃太多蛋白質會加重身體負擔，引發慢性病

或許很多人會問：「身體細胞每天都在更新，難道不需要多補充蛋白質嗎？」其實，身體細胞只有在嬰幼兒到青春期時，更新速度最快，這段時間的確可以多補充蛋白質，但也要適量。**如果已是成年人，生長發育早已停止，每天只會耗損少量蛋白質，並不需要大量補充。**

蛋白質分為動物性及植物性，後者才是補充營養的優質首選，但是現代人大多從動物性食材攝取蛋白質，其中所含的飽和脂肪酸，與肉類含有的特殊胺基酸，容易造成代謝疾病。我們若吃下太多動物蛋白質，人體使用不了，血中含氮廢物大量增加，肝臟的負擔過重，降低解毒力，讓血液充滿毒素，引發慢性病。

更何況，一旦吃太多蛋白質，消化系統分泌的酵素常會不夠用，產生消化不良。這些蛋白質在腸道內腐敗，侵蝕腸道管壁造成破損、滲漏，細菌從滲漏處進入血液中，最後循環至全身。免疫細胞為了抗敵而異常活躍，造成發炎或過敏，甚至引起感染，終究會削弱免疫能力，讓癌細胞輕鬆攻佔我們的身體。更可怕的是，身體也會因此產生過多酸性代謝物，使腎臟不堪負荷，干擾體內的酸鹼平衡，讓台灣洗腎者的比例高居世界第一。

## ◆成人每天約攝取5份蛋白質，早上或中午吃最好

依照體重計算，每1公斤約需要1公克的蛋白質，假設王爸爸的體重為60公斤，他一天約補充60公克蛋白質，約5份就夠了。**所謂的1份，大約是一顆蛋、一杯牛奶（豆漿）、一兩肉、一塊豆腐或三片小豆乾等**。成長中的青少年可增加至8～10份。每餐中，植物性蛋白質最好佔**4/5**，動物性蛋白質佔**1/5**即可，可依個人的需求和喜好選擇食物。

另外要注意，不論是哪一種蛋白質，最好都在早餐或中餐時吃，晚餐則以澱粉類食物為主。因為蛋白質有刺激作用，會提升元氣，適合白天的工作所需；澱粉有穩定

和安神作用，適合晚上休息時吃，能改善睡眠品質。

此外，很多人會問我，他三餐都得外食，該如何計算蛋白質的攝取量呢？在這裡提供一個簡單的搭配方式（見下方表格），讓每餐的動、植物蛋白質的攝取量絕不超標。

## ◆ 蛋白質減肥法，會提高罹癌機率

蛋白質除了要小心攝取之外，也不宜拿來當作減肥的工具。坊間流行的「蛋白質減肥法」，強調只要大量吃肉類，將飲食中的碳水化合物含量降低，再加上不吃蔬菜，讓身體大量燃燒蛋白質和脂肪，這樣一來比燃燒碳水化合物更會消耗身體能量，而達到減重效果。

由於蛋白質減肥法不必挨餓，效果快速還能享受美食，讓許多人趨之若鶩。但是，吃太多肉時，也等於已攝取大量的動物性蛋白質，**雖然可能會越吃越瘦**，**卻容**

### 外食族一天3餐的蛋白質攝取建議表

| 餐點名稱 | 餐點內容 |
| --- | --- |
| 早餐 | 除了蔬菜和澱粉類，可以以搭配一顆蛋及一杯豆漿；或是一份豆類搭配一杯牛奶。 |
| 中餐 | 可以吃便當，但是蔬菜分量要夠，主餐可以選擇滷或水煮的魚、雞腿或豬腳等。 |
| 晚餐 | 以蔬菜和澱粉類食物為主，可以有一份豆類，如味噌豆腐湯，但不要有肉類，飯後一小時以上，可以吃份水果。 |

易造成心血管疾病、血液酸化，再加上不吃蔬菜，在缺少天然抗氧化物的情形下，容易提高罹癌的可能性。因此，還是建議大家不要只為了一時的美麗，而賠上健康，身體的反撲往往是始料未及的。

## ◆若非生病或是運動選手，不需刻意補充高蛋白營養品

另外，許多年輕人或是吃太多肉的癌症患者，會刻意購買市售的「高蛋白」補充營養，這是很不好的。基本上，癌症患者的蛋白質攝取量大多超標，此時若再補充高蛋白食品，無異是火上加油，非常危險。

此外，高蛋白營養品因為以牛奶蛋白、大豆蛋白等成分為主，對腎臟功能不好的人來說，一旦攝取過多，容易加重腎臟負擔，使腎功能損害。

一般來說，若不是手術後的病人或運動選手等，其實不需要特別大量補充蛋白質或高蛋白營養品，以免加重身體的負擔。

五代獨門

## 張院長養生觀

# 如何選擇優良的蛋白質食物？

蛋白質是構成人體結構的主要成分，其中，又以肌肉、神經組織中最多。雖然選擇蛋白質食物要謹慎，但如果過度缺乏，會導致全身浮腫、皮膚病變、肌肉量減少等問題。

那麼，如何選擇優良的蛋白質食物呢？我建議不妨從下列食物中攝取，但切記在所選的食物中，**植物性蛋白質最好佔80%，動物性只需20%即可，**因為動物蛋白質代謝後易使體質酸化，造成肝腎的負擔。

## 常見蛋白質食物一覽表

| | | |
|---|---|---|
| 動物性蛋白質 | 奶類 | 牛奶、羊奶 |
| | 肉類 | 牛肉、羊肉、豬肉、雞肉、鴨肉、鵝肉、海產類 |
| | 蛋類 | 雞蛋、鴨蛋 |
| 植物性蛋白質 | 奶類 | 豆漿、黑豆漿、植物奶、堅果奶 |
| | 豆類 | 黃豆、黑豆 |
| | 堅果類 | 花生、葵瓜子、西瓜子、南瓜子、松子、杏仁、腰果 |
| | 其他類 | 海藻、綠藻、螺旋藻 |

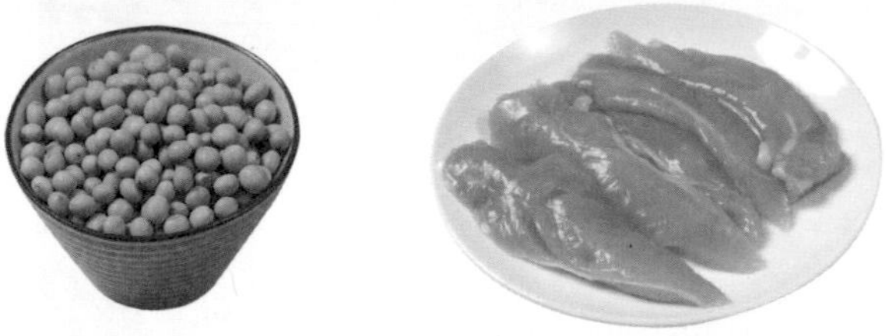

▲黃豆及肉類皆為優良的蛋白質攝取來源，後者必須要注意攝取量，以免造成身體的負擔。

# 迷思15 喉嚨乾卡時，多吃喉糖就會好？

◆張院長說：「喉嚨乾卡多為吃錯食物所致，吃喉糖只能暫時緩解，必須徹底改變飲食習慣才有效。」

沒有生病、喉嚨也沒有發炎，只是覺得乾乾卡卡，發音有點不順暢時，多半只要吃喉糖，就能緩解症狀。雖然這並非大病，但若常常不斷清喉嚨、發出奇怪的聲音，總是會讓人感到困擾。喉嚨乾卡不一定是過度使用喉嚨所致，常常是吃錯食物引起的，只是自己沒發覺。

之前有個小學生患者，媽媽帶來看診的時候，說他一天到晚，除了睡覺的時間以外，幾乎都在清喉嚨，甚至影響全班不能好好的上課，老師也常對他發脾氣。他覺得很無奈也很委屈，因為若不清喉嚨就會胸悶，有強烈的窒息感，實在難過得要命。

我聽他講話的過程中不斷的「咯、咯、咯」，一會兒又「咳、咳、咳」，有時又用力的「喝！」一聲，挺嚇人的。我看了看舌頭，把了把脈之後說：「這個毛病不吃藥也會好。」他們同時睜大眼睛說：「醫生開玩笑吧！這幾年下來為了治療這個怪病，花了幾十萬不說，全省名醫都跑遍了，還越來越嚴重，怎麼可能自己會好？」

我在紙上寫下「炒飯、煎魚、炸物、燒烤、甜食、飲料、起士和堅果」，接著問：「有沒有常常吃這些東西？」媽媽回答：「這都是正常的食物呀！當然每天都會吃。」我說：「這就對了！他就是因為每天吃這些會引起過敏的食物，讓過敏症狀出現在肺部，影響咽喉，才會整天覺得咽喉難過，並造成胸悶。」

## ◆ 喉嚨乾卡不一定是感冒，多半是吃錯食物造成的

其實這個問題光喝水是沒什麼用的，含喉糖也只能暫時緩解。我的臨床經驗中發現，這根本是吃錯食物所引起的過敏，只要停止吃過敏的食物，一段時間後就會改善。到底是哪些食物呢？**答案就是以「高溫油脂」所料理，及過敏性較高的食物，最常見的包括炒飯、煎魚、炸物、燒烤、甜食、飲料、起士和堅果。**

後來，我開了改善過敏的藥，並且囑咐這些東西全都不能吃，要改成清蒸和水煮的烹飪方式，並多吃蔬菜和甜度較低的水果，例如芭樂、百香果、火龍果、蓮霧、草莓、番茄等，蘋果一次只能吃1/4顆。含糖量高的水果如釋迦、龍眼、荔枝、香蕉、榴

槤等絕對不能吃。一週後，我察覺他清喉嚨的次數已經減少，間隔也拉長許多，病患笑著說：「不吃這些食物後，就開始好了！」

## ◆放越多油的食物，越容易讓喉嚨乾卡

現代人的烹調習慣多以「香味要夠」為原則，香味必須要經過高溫才能產生。在高溫下，除了豬油和椰子油外，其他油脂大多已嚴重氧化；蛋白質和碳水化合物也會開始變質，進而產生有毒致癌物質，引起身體的慢性過敏和發炎，**而喉嚨乾卡，就是「肺」過敏和發炎的症狀**，檢查咽喉當然沒問題。

患者又問：「為什麼吃炒飯容易讓喉嚨乾卡，炒麵比較不會呢？」這是因為炒飯要放更多油炒，飯粒容易吸油，吃進的氧化油脂也更多。此外，**很少人知道煎比炸的溫度還要高，我在臨床上發現，吃煎魚比吃水煮**

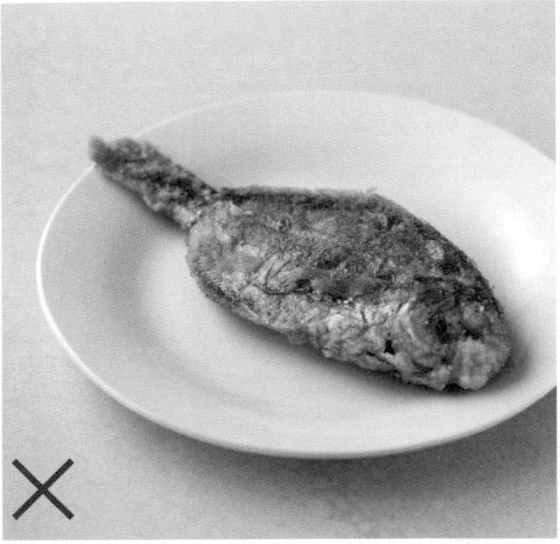

▲煎魚要放許多油，和炸的一樣不健康。

**肉更加不健康**，煎魚也比煎蛋更容易吸油，吃越多容易吸油的食物，就等於吃下更多的氧化油脂。

## 吃太多生冷食物或冷氣開太強，也容易讓喉嚨乾卡

如果你的喉嚨老是卡卡的，但卻不會覺得乾，而是真的有痰，且能輕易的將痰咳出，咳出後，喉嚨就清爽多了，但不久又慢慢的積痰出來。**這種有痰的乾卡通常是因為吃太多「寒性」食物**，例如蔬果汁、冷飲、冷開水、冰牛奶、冰豆漿等，因寒氣影響脾胃機能，所造成的痰多現象。

有些人則是吃飯速度太快、吃太飽，或是吃飯習慣不良，愛吃湯泡飯，影響正常消化，也容易因痰多而影響發音。有些人則是體虛遇寒，如果辦公室冷氣開太強，也會使寒氣生痰而卡住喉嚨。

那麼，如果喉嚨真的有痰，但是極少、極黏，非常不容易咳出，這又是怎麼回事？其實這就是吃太多高溫、高油、高甜、重口味的垃圾食物，寒冷性的食物也吃太多，兩者合在一起，才會形成這種現象。除了中藥治療外，也必須改正這些錯誤的生活和飲食習慣，才能真正去除病因，達到徹底改善、不再復發的效果。

## 迷思16 餓很快的人，要吃飽一點比較好？

◆**張院長說**：「腸胃差卻常吃太飽的人，易傷害消化和代謝系統，讓身體充滿毒素，老化得更快。」

很多人覺得實行「七分飽原則」，很容易就餓了；有的則是本身消化特別快，也很容易餓；另外有些人是因為工作很耗體力，若不吃飽一點就難以支撐。腸胃好的人，偶爾吃太飽無所謂，只要不是常態性就好。不過，若你的腸胃很差，卻常常吃太飽，消化和代謝系統遲早會崩壞，導致全身充滿「食毒」，一年內老化的速度等於過去十幾年的總和，不可不慎。

或許很多人會有疑問，「吃飽一點，不是可以獲得更多能量，精神體力不是會更好嗎？」我們要了解，並不是吃進食物後，就能夠馬上獲得能量。我們必需要先耗掉體內的能量和酵素去處理這些食物，成為能被吸收的最小單位後，再重新組合成身體所需的物質。大家不要小看這個「拆、裝」過程，是非常耗費體內資源的，也就是說，**對於食物的攝取，我們一直都處在「先損耗、再獲得」的過程**。

腸胃好的人因為體內能量充足，消化食物時，耗損的資源微不足道，並不會構成太大的負擔。但是，腸胃差的人因為體內能量比一般人低、酵素也比較少，能消化處理的食物不多，若只吃七分飽，雖然表面上看起來吃得不多，反而可以完全消化、分解、吸收，完整獲得這些食物所帶來的全部能量，健康狀況因此越來越好。

## ◆「吃太飽」讓腸胃來不及消化，容易生病

每個人肚子餓時，所產生的反應都不相同，有些人甚至會全身無力、昏倒。如果腸胃差的人因為害怕而突然吃很飽，身體的能量和酵素根本不夠使用，只能消化吸收一半的食物而已。

或許你會認為，吃這麼多，能得到一半的養分也很不錯。其實，這樣想是大錯特錯的！剩下另一半未消化的食物，難道不會對人體產生影響嗎？還是你認為身體會自然代謝，所以不用擔心？

大家都想得太美好了。**胃腸差的人，消化系統實際上負荷力不足，吃太飽必定使消化機能大亂，導致腸胃越來越差，身體當然越來越虛弱**。再者，未消化的食物會造

成「腸內腐敗」，壞菌大量增加，破壞腸黏膜侵入血液，引起免疫系統反擊而大亂。漸漸的，免疫系統會變得衰弱無力，病菌四起，趁機攻擊我們的組織和器官。

除了免疫力下降，未消化的食物在腐敗過程中會釋放出大量毒素，肝臟只好拚命解毒，腎臟也盡全力排毒。若只有短時間如此，還有休養生息等待恢復的機會。一旦長期如此，必定把肝腎累垮，全身充滿毒素。

## 少量多餐，餐與餐間可用甜分低的水果止飢

經我多年觀察，腸胃強弱和個性或習慣也有關。中醫說：「思慮傷脾」、「氣滯礙脾」、「寒傷脾胃」，**用腦過度、壓力太大、進食過快、過飽，和過度灌水或冷飲，是影響消化系統的五大原因**。這類人通常腸胃、肝腎、免疫、能量都較弱，不宜吃太飽，偏偏這種人壓力比較大，常用暴飲暴食紓解情緒，如此或許能逞一時之快，但結局恐怕多是難以收拾。

如果因腸胃狀況不適合吃很飽的人，在兩餐中間餓了，該怎麼辦呢？記得，千萬不要亂吃垃圾食物，零食或甜點不但熱量高也沒營養，容易發胖，產生代謝症候群。更糟的是，吃下這些食物後會讓血糖飆升很快，也下降很快，下降後又馬上覺得餓，

只好再亂吃一通，陷入永無止境的惡性循環。

**腸胃差的人若怕餓，最好的方法就是「少量多餐」，也就是餐餐維持七分飽，並在兩餐間吃一些健康的點心和水果**。例如：用熱水沖泡四神粉和全穀粉，再加一些枸杞、葡萄乾及少量低溫烘焙的堅果，就可以及時補充能量。或是泡一小杯熱牛奶，加上一點無糖可可粉，也能降低飢餓感，避免身體的耗損。

此外，也可以吃一點甜分低、屬性較不冷的水果，像是蘋果、木瓜、番石榴、奇異果、葡萄和櫻桃等。

還有一點則要注意，**就是必須在飢餓感產生之前，就要「即時」補充適度能量，以供身體使用**，否則就會動用到身體平時好不容易儲備的能量，反而得不償失。再者，若等到餓得受不了時才吃，也不容易控制分量。

## ◆ 攝取白肉和好油，能延長飽足感

另外，在正餐時攝取一些優質的蛋白質和油脂，如魚肉、雞肉或豬肉也不錯。因為這類食物需要較多的消化時間，能讓我們不至於餓很快，避免亂吃零食。

不過，一定要記得，必須使用清蒸或水煮的方式料理，一旦經過煎、炸、燒烤或高溫快炒，再好的營養素也會變質。

雖然大吃大喝會把腸胃弄壞，如果因此就不吃肉和油脂，只吃蔬菜，反而會讓腸胃和體力變差。蔬菜雖然富含維生素、礦物質和植化素，卻沒什麼熱量，無法應付正常人一天所需的能量，尤其又容易缺乏B群和鐵，讓人體力變差，甚至影響注意力和記憶力，這也是為什麼許多素食者的身體並沒有特別好的原因之一。

人生在世為了紓解壓力，偶爾吃個大餐或吃飽一點，倒也無可厚非，身體可以有充裕時間慢慢修復。不過，若是常常這麼做，鐵打的身體也會受不了的。

五代獨門

## 張院長養生觀

### 自己動手磨四神或五穀粉，健康又營養

兩餐之間若容易餓，不妨沖泡四神粉或全穀粉來喝（作法見P158）。四神粉可以在中藥店購得，或買四神材料，請中藥店代工磨粉；

全穀粉可以用等量的糙米、小米、蕎麥和燕麥混合，用鐵鍋乾炒到微微有香味，表示已經完全乾燥，就可磨成細粉備用。

這兩種粉類健康又營養，加熱水沖泡就很好喝，比任何甜食或零食都好。

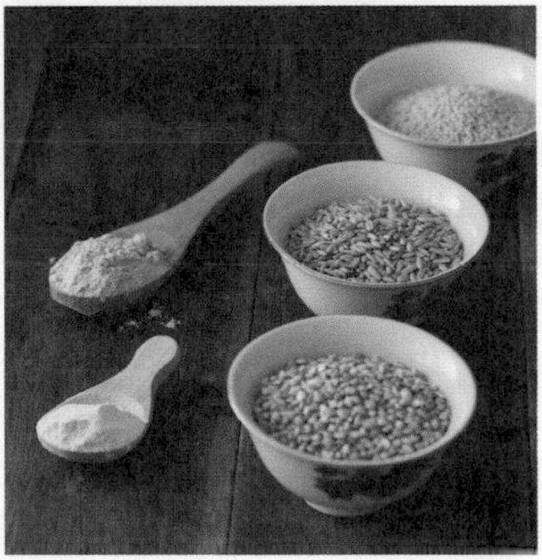

▲穀粉適合現磨現喝，營養又健康。

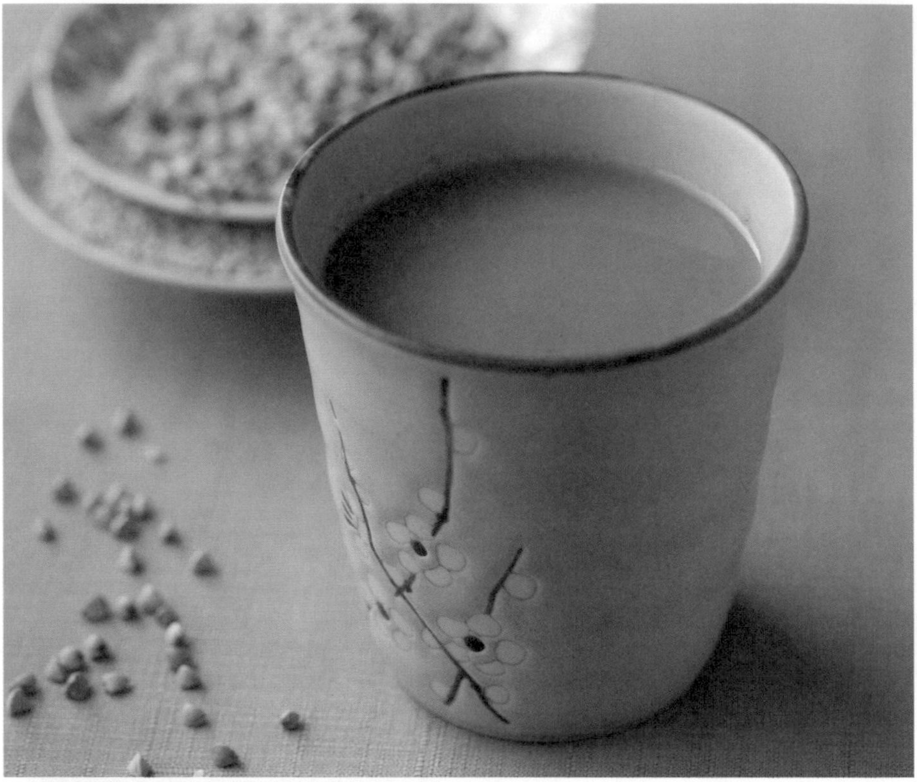

## 五代獨門食譜【四神穀粉飲】

◆**材料：**四神粉 5 克、全穀粉 15 克（可買市售全穀粉，但要注意成分）

◆**作法：**四神粉和全穀粉大約以 1:3 的比例混合，用少量冷水調開，再用熱水沖泡。

◆**喝法：**兩餐之間感到飢餓時可喝，亦可當下午的點心。

◆**注意事項：**

❶ 注意不要泡得太濃稠，也不要喝太快，避免影響消化而脹氣。

❷ 泡好的四神穀粉飲可以再加入枸杞、少量低溫烘焙的堅果、葡萄乾或是其他果乾。若有現磨的低溫烘焙堅果粉，或是成分安全的營養粉也可以加入一些。

# 迷思17 高血壓只能吃降壓藥控制，以免造成中風？

◆張院長說：「降壓藥只能暫時降低血壓，高血壓也並非造成中風的主因，調整生活及飲食並配合治療，才能真正治癒。」

我在臨床上常遇到高血壓的病患來求診，他們紛紛表示，原先吃降壓藥很有效，但是只要停藥就又復發。降壓藥看似神奇，很多人才吃完半小時，血壓就正常了。但是，降壓藥已發明近半個世紀，中風的人反而不斷增加，為什麼呢？因為降壓藥只能暫時掩蓋症狀，並未去除病根，一旦停藥或回到錯誤的生活習慣，當然容易復發。

臨床上我常遇到很多患者詢問：「吃藥很有效，但是只要一段時間不吃就會復發，似乎斷不了藥，覺得頗為苦惱，想知道是怎麼回事？」我的回答是，服藥有效但無法斷根，大多是因為服的藥只能治標而已。像是降壓藥就是最好的例子，只是掩蓋症狀，當然停藥就會復發，服藥期間就算病情控制良好，對健康也沒有什麼幫助。

或許有些人會認為，血壓太高容易中風，用降壓藥控制血壓就能預防中風，乍聽之下非常符合邏輯，卻完全不是事實。首先，我們必須先了解血壓高的原因。它通常是因為血管硬化，使循環變差，無法順利將氧氣和養分送達組織，長期下來，器官一定會出問題，我們的身體偵測到這個危險性，只好自救，自救的方法就是「調高血壓」，利用壓力把氧氣和養分強力送達組織，讓身體達到暫時性的平衡。

因此，高血壓的人若不正視「血管硬化」的問題，依賴降血壓藥求得速效，短時間內血壓或許會下降，其實只是摧毀身體自救的警告訊號所得的結果。**盲目用藥使血壓降低，組織缺氧會越來越嚴重，器官的衰敗速度會加快，終究會併發更多問題。**

## 降壓藥會擴張血管及利尿，對身體是二度傷害

此外，一般人多認為「高血壓會導致中風」，也是一種誤導。高血壓的主因是血管硬化，此時血管內皮通常已有損傷而不平整，也可能已導致某種程度的栓塞，循環一旦變差，便容易產生血栓。這就像是不太流動的水溝容易有髒汙淤積一樣，**因為「栓塞」和「血栓」堵死血管，才是造成中風的主因，並不是高血壓。**

可能有人會問，如果沒有血栓和栓塞，光是高血壓不是也容易使血管爆裂，導致腦溢血而中風嗎？使用降壓藥長期控制，不就能保平安了？聽起來很合理，其實，降

壓藥只是一種魔術，而不是平安符。降壓藥的原理是利用「血管擴張」或「利尿以減少血管內液體容積」，來達到減輕壓力的目的。更何況，血管硬化後會變得脆弱，根本禁不起長期擴張，不斷擴張的結果反而使血管容易裂開，增加腦血管出血的機率，也就是所謂的中風。

利尿亦是如此，利尿對腎臟是負擔，血管硬化的人，通常腎臟過濾功能都會下降，硬是要利尿，對腎臟來說傷害很大。很多人利尿或降壓藥吃久了容易水腫，就是這樣造成的。另外，利尿使血管內液體減少，卻使血液更為濃稠，阻塞的機會更大。

## 不能過度依賴降壓藥，僅適用於危急狀況

不過，降壓藥也不是完全沒有使用價值，如果真的要吃，**最好的使用時機是當高血壓患者遇到某些突發情況，如震怒或過勞等，血壓突然爆高到非常嚴重，身體也已產生極大的不適時**，為了解除立即的危險，就可以用降壓藥應急。

要注意的是，會讓血管硬化的原因除了垃圾食物外，營養過盛、偏食、生活作息不正常等，也是主因。很多人在治療時會較嚴格執行正確的飲食和生活習慣，當血壓穩定後，慢慢的開始鬆懈，回復吃不健康的食物，當然容易復發。

## ◆ 吃黑木耳、蔬菜，軟化血管

唯有把原因找出來加以改正，並執行能夠軟化血管的天然療法，如多吃蔬菜、黑木耳、蕎麥、海帶、莓果類等，並配合行氣活血治療，讓血管彈性慢慢恢復。

若想改善血液循環的速度，不妨配合服用天然中藥，如：山楂、女貞子、大金櫻、丹參、赤芍、蒲黃等，前提是必須經過合格的中醫師診斷，開立適合的處方箋，千萬不可自行胡亂食用。

一旦循環順暢、組織供血正常，高血壓自然痊癒而斷根，身體也得到真正的健康，這才是治本之道。

五代獨門

### 張院長養生觀

### 黑木耳能幫助血液循環，淨化血管

木耳含有豐富纖維及膠質，能滋陰補氣，其中，黑木耳含有人體所必須的8種胺基酸，對消化系統有清潤作用。

此外，**黑木耳中的多醣能提升免疫力，並預防腫瘤產生**。

高血壓患者可將黑木耳融於日常飲食中，能減少血液中的凝塊、緩和動脈的粥狀硬化、降低血栓，達到改善血管硬化的作用。

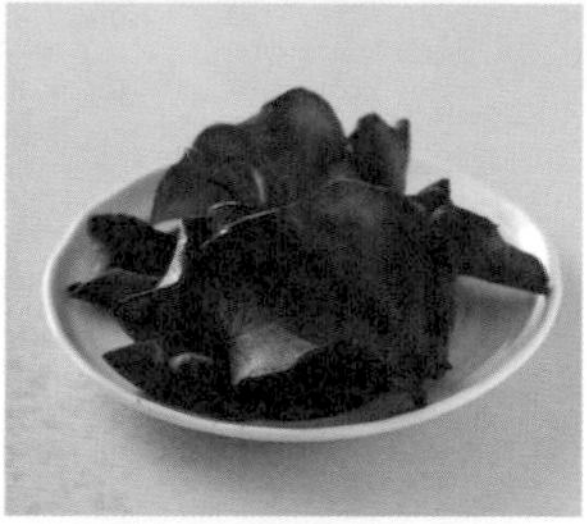

▲黑木耳富含纖維，可軟化變硬的血管。

# 第3章

## 用天然食物解身體的毒！

# 隨手可得的食材，是最好的藥方。

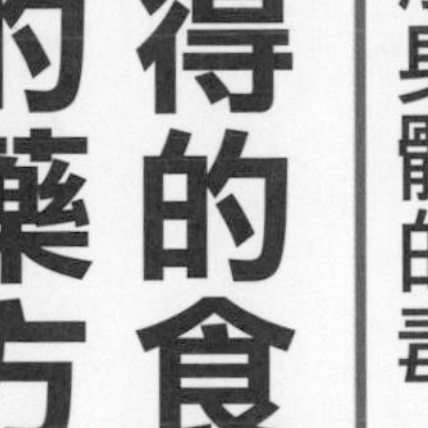

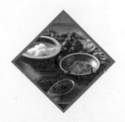

一定要知道

# 吃進身體的毒，就用「天然食物」來化解

**現代人貪圖口慾、習慣不良，導致疾病層出不窮。西藥雖然藥效強大，但是不少人服用後，會出現一開始有效，之後又沒效的現象。或是覺得副作用很大，身體難以承受。有些則是病情得到控制後，卻又在別的地方爆發新問題。**

仔細分析疾病的本質便會發現，往往是一個強烈病因在作怪，急性病的病因可能是致病菌或心血管危象。所謂「急則致其標」，西藥因具有強大殺菌力，及搭配高效率的救急設備和技術，當然能有良好效果。但是，慢性病多是因為生活和飲食習慣出問題，導致身體處於「失調」的狀態，這就需要中醫調理，並搭配食療長期調養。

天然藥物和食物，為什麼能夠改善體質，甚至拿來治病？因為自然界產生的物質皆有其「偏性」，例如偏寒、偏熱、偏補、偏散。人的體質和疾病種類也是如此，偏虛、偏寒、偏實、偏熱、偏表、偏裡，於是，**我們便可以利用天然藥物和食物的偏性，矯正人們體質或疾病的偏性**。例如，虛性的體質和疾病就要用相反性質，即以補

性的藥物和食物調養，使身體漸趨陰陽平和，慢慢地改變體質，使疾病痊癒。

藥物和食物既然都有其偏性，兩者的差別又在哪裡呢？簡單的說，藥物之所以稱為藥物，是因為其偏性較為明顯，所以矯正速度快。但是，使用不當則容易矯正過頭，必須在醫師的指示下服用，避免「過猶不及」而不自知。

食物則通常以「營養供給」為主，偏性較為和緩、作用較輕，安全性高，一般民眾可以自行採用。食療的材料取得容易、使用方便，幾乎在廚房裡都能找到，食療只要持之以恆，也能達到理想效果。

## 汙染太嚴重，讓怪病越來越多

根據《黃帝內經》記載，一個人的平均壽命是120歲，若好好愛惜身體，人人都有活到百歲的可能性。不過，奇怪的是，現代醫學已如此進步，但是人們在40、50歲開始，甚至更早，便出現慢性病的徵兆，嚴重影響生活品質。就算藉由藥物治療疾病，少數人能活到80、90歲，卻多是在病痛中度過，甚至臥床十年以上的人也不在少數。為什麼會這樣呢？很大的原因在於到處充斥著「有毒化學物質」。

人們為了貪圖美味和方便，有毒化合物越來越多，其中，又以「假食物」、「化學添加物」及錯誤的烹調方式，所造成的汙染最危險。我們每天吃的外食當中，幾乎都無法避免化學添加物，甚至連日常用品、清潔劑、衣服、家具都很難倖免，再加上國人喜愛炸、烤、煎等食物，毒素充斥四周，自然會造成身體極大的負擔。

我永遠記得爺爺說過：「**食療最重要的不是應該要吃什麼食物，而是不該吃什麼食物。**」要解身體的毒，必須用相等甚至更多倍的正確飲食才能調回來。

## 常吃「蘆筍炒雞柳」，可化解毒澱粉的毒性

人就像車子一樣，使用久了難免會出問題，更何況很多人不按照正常使用程序，把自己的身體亂搞一通。不論什麼毛病，只要了解其偏性和本質，都能利用手邊的材料改善，排除故障。本篇介紹的「蘆筍炒雞柳」，是非常好的解毒菜色，黑豆、蘆筍、雞胸肉皆富含甘胺酸，能順利解除之前震驚社會的「毒澱粉」事件中，讓大家人心惶惶的「順丁烯二酸」之毒性，甚至還有保護腎臟的作用。一般人皆可食用。

此外，對於生活中常見的疾病或警訊，本章中除了解釋病症外，也提供緩解症狀的天然方法，利用家中的常備材料就能製作，非常方便。不過，**這些方法僅限於解決立即性的病痛，之後還是必須求助專業醫師，配合治療，以免緩不濟急。**

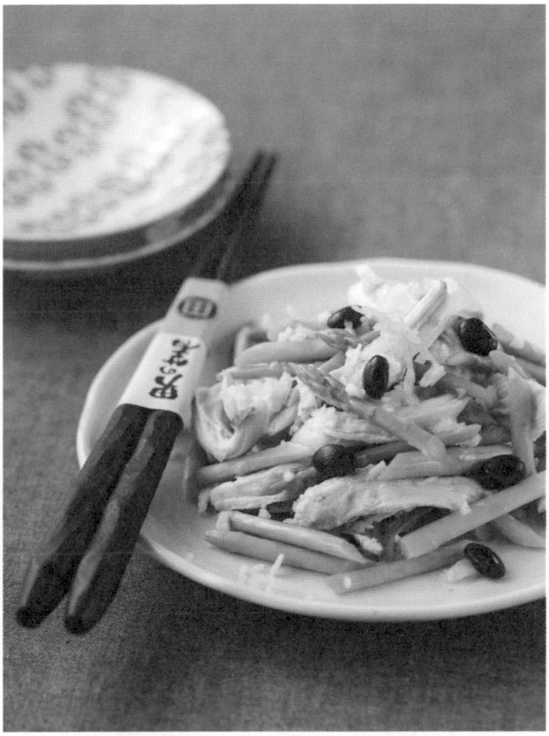

五代獨門食譜

## 【蘆筍炒雞柳】

◆**材料：**雞胸肉條 120 公克、蘆筍 160 公克、黑豆 200 公克、蒜末 10 公克、薑末 10 公克、鹽 1/4 匙

◆**作法：**

❶ 黑豆浸泡 6～8 小時，撈起瀝乾後加入 800cc 的水，煮沸後蓋上鍋蓋，轉小火再煮 1 小時至熟，備用。

❷ 蘆筍切段，汆燙後撈起，放一旁備用。

❸ 雞胸肉條加入 1 匙米酒、鹽少許、太白粉少許拌勻，醃入味。

❹ 瓦斯爐開中小火，鍋中加入適量葡萄籽油，接著放入蒜末、薑末，聽到爆音出現立即放入醃好的雞胸肉條，拌炒至顏色變白，接著放入燙好的蘆筍、煮熟的黑豆和鹽，炒至入味。

◆**吃法：**可成為料理時的一道菜色，每週可吃 1～2 次。

◆**食用禁忌：**腎衰竭的患者，因需注意蛋白質攝取量，本道菜色之食用量需與營養師討論後再食用。

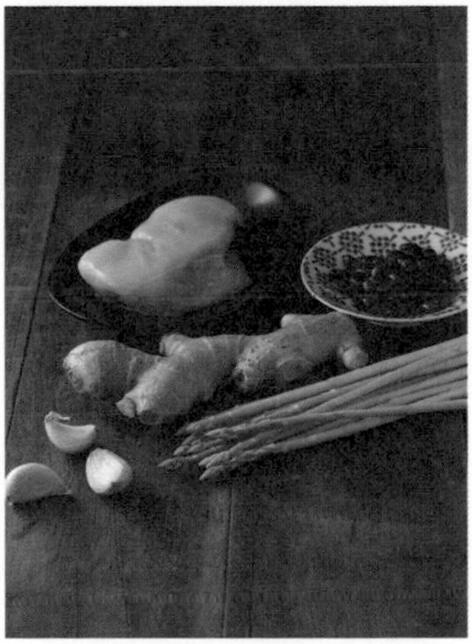

## 症狀1 金銀花甘草茶，改善【疲倦、精神不佳】

患者看診時所講的第一個症狀，通常是他覺得最不舒服的症狀。陳先生來看診時，一直說他總是「很疲倦」，西醫可能會診斷為「慢性疲勞症候群」，但是，中醫治病一定要找出「病因」，「慢性疲勞症候群」只是個病名，絕非病因。疲倦通常由多種因素造成，需正確診斷才能對症下藥。

疲倦是一個範圍廣泛的大病，在我看診的經驗裡，10個病患中，大概9個都會有疲倦的症狀。歸納起來，我認為疲倦大致和6個因素最相關，如下：

### ❶ 睡眠

常睡眠不足、不易入睡、多夢、中途易醒、似睡非睡、早醒、晚睡晚起等，都會讓身體因為沒有足夠的休息而感到疲倦。最糟糕的莫過於晚睡早起，長期睡眠不足，就算鐵打的身體也會受不了。

**❷ 飲食習慣差**

有些人習慣吃很飽、吃太多，人一旦吃太飽就容易昏昏欲睡，必須要等到消化完全，才會稍微清醒。這個壞習慣一天不改，容易讓代謝系統無力，整天都提不起勁。

**❸ 壓力太大**

個性太積極、太有責任感的人，常常給自己壓力，過大的壓力累積到最後，別說是疲倦，就連憂鬱症都可能會出現。只要壓力解除，疲倦當然自己會好。

**❹ 貧血**

血液不足就會缺氧、沒元氣，有可能是營養不均衡所致。若身體長期缺乏某種造血原料，久了當然會貧血。有些女性則是因為月經量過多，耗損太多血液而貧血。男性如果營養充足卻仍貧血，可能是內臟器官在漏血，輕者胃潰瘍、慢性腎炎、血尿或痔瘡出血，重者可能是癌症，要立即就醫。

**❺ 腎虛**

簡單來說是腎的功能作用不足，也就是掌管人體「精、氣、神」的內分泌失調了。一般會出現精神疲乏、頭昏、耳鳴、健忘、腰膝酸軟、陽痿等症狀，不同的症狀有不同的治療方法，需請醫生找出病因後才能判斷。

### 6 體內有伏火

一般人覺得虛弱自然會想要進補，但是這種人只要一進補，火氣立刻出現。黃帝內經說：「壯火食氣。」壯火就是伏火，也就是躲在體內的火，會「吃掉」我們的元氣。這種火平常不會讓你感到有任何火氣大的現象，甚至還可能會怕冷，只會覺得疲倦、虛弱。

## ◆金銀花能抗病毒，甚至抑制慢性疲勞

一般人只知道氣虛、血虛、營養不良或是睡眠不足，才會出現虛弱疲倦的症狀，很多人並不了解「伏火」。根據近幾年西方醫學的研究，發現「慢性疲勞症候群」有可能是由一種「EB病毒」的感染所引起，這種病毒會造成嚴重疲倦。

**金銀花具有良好的抗病毒作用，對「EB病毒」能夠有效抑制，進而改善慢性疲勞的現象。**這是「中西結合」的一個良好典範，由現代醫學證明金銀花雖然是清熱消

炎藥，卻能夠改善慢性疲勞。

金銀花與解毒的甘草可煮成金銀花甘草茶，能對抗潛伏病毒、細菌，這兩味藥草藥性平和，加乘後效果顯著（山澤蘭茶飲效用類似）。若要長期飲用，最好聽從中醫師的指示，並抽血檢測體內「單核球」指標是否過高。若是，表示有病毒潛伏於體內，則很適合飲用。

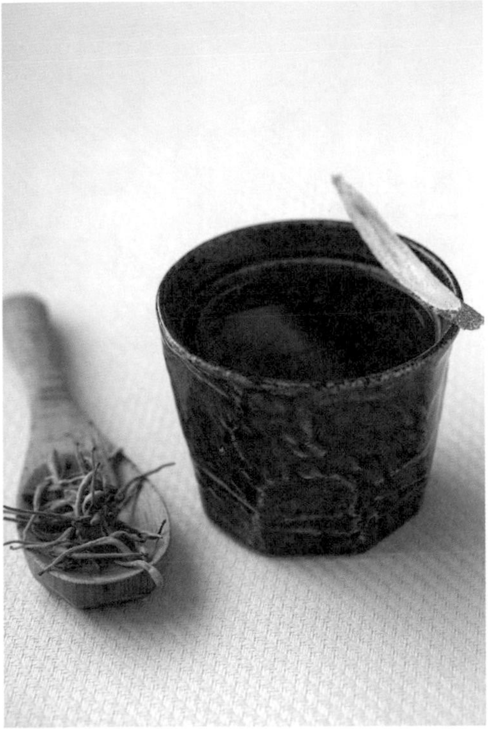

## 五代獨門食譜 【金銀花甘草茶】

◆ **材料：**金銀花 12 公克、甘草 3 公克

◆ **作法：**

❶ 將兩種藥材放入保溫杯中，倒入適量冷開水，搖晃清洗後再倒出。

❷ 靜置半小時，等藥材濕潤浸透後，倒入約 500cc 的沸水，蓋上瓶蓋，約燜 1 小時即可飲用。

◆ **喝法：**每次倒出 150cc，放到降溫後當開水喝，三餐飯後過 1 小時即可喝，要在一天之內喝完。平常若當作保養茶飲，一週喝 1 ～ 2 次即可。

◆ **食用禁忌：**此法適用於伏火，包括不耐吃補，容易煩燥、鼻堵塞、咽喉不舒服、肩頸僵硬、脈弦者。不適用於貧血怕冷及營養不良引起之疲勞、脈虛者。

## 症狀2 養生滋補膏營養豐富，緩解【手腳冰冷】

手腳冰冷多是因為四肢末梢缺乏血液供應引起的，「貧血」是最常見的原因。很多人以為貧血是女性的專利，殊不知男性若內臟器官長期慢性出血或營養不良，也會得到貧血。此外，就算沒有貧血，血管如果不夠暢通，養分和氧氣也無法送達四肢末梢，手腳當然一年四季都冷冰冰了。

在我幫女性患者看診的經驗中，最常聽到的症狀莫過於「手腳冰冷」了，不過現在這已非女性的專利，越來越多的男性同樣有此困擾。很多人問我，為什麼會手腳冰冷呢？首先我們要知道，**造成手腳冰冷的主因是「人體的末梢缺乏營養和熱量」**。

當身體營養不良，消化吸收差，無法製造熱量、血管硬化阻塞，熱量送不到末梢，或是月經量過大、失血過多都會讓末梢得不到養分。

當身體的能量不足時，會優先供應較重要的內臟器官，有餘裕時才會供應到四肢末梢。身體缺少營養，連提供內臟使用都不夠時，當然無法讓末梢使用，四肢便會因熱量不足而冰冷。另外，越細的血管越容易阻塞，而位於末梢的血管最細，只要身體出問題，熱量就會堆積在軀幹送不出去。這種人通常有三高（高血壓、高血脂、高血糖）問題，必須先讓血管暢通，才能改善手腳冰冷。**建議多運動、少吃甜、少吃肉，並且多吃黑木耳、蕎麥、山楂、西芹等食材和各式蔬果，即可改善。**

## ◆每餐吃的菜要比肉多3倍，可改善貧血

由上述論點可以知道，不論男女，都可能因吃太少（營養不良）或吃太多（導致腸胃變差）引起貧血，有趣的是，只要把多的變少，少的變多，身體就能恢復造血功能。我曾有個男病患很愛吃肉，蔬菜吃很少，結果某天發現自己得到貧血，以為是肉吃太少，才會缺乏造血原料，於是拚命吃肉，卻不見改善，反而更嚴重。

後來我告訴他，只要從今天起減少食肉量，多吃蔬菜，**蔬菜的量要增加到肉的3倍以上，就可以改善貧血**，也就是所謂的「逆轉回復法」。菜吃太多、肉吃太少的人也可以比照辦理，只要逆向處理自己的飲食習慣，疾病通常能不藥而癒。營養不良而貧血的人，若想滋補養身，我家傳食譜中的「滋補膏」營養豐富，美味好吃，最適合用來補充營養。

五代獨門食譜

# 【養生滋補膏】

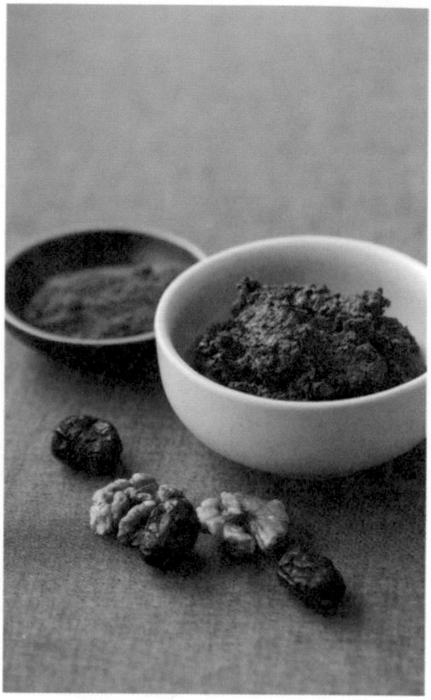

◆**材料：**核桃 300 公克、芝麻 300 公克、枸杞 300 公克、紅棗 450 公克、黑棗 450 公克、黑糖 100 公克、甜酒釀 600 公克

◆**作法：**

❶ 核桃、芝麻炒乾後打成泥，紅棗、黑棗去核打成泥，甜酒釀和枸杞也用調理機打成泥。

❷ 以上食材連同黑糖，全部放入陶鍋中，攪拌均勻，蓋上蓋子後放入電鍋隔水蒸 2～3 小時。蒸好後放涼，並分裝冰存即可。

◆**吃法：**一次挖一湯匙，含著慢慢吞下，或是加少許熱水化開後慢慢飲用。每天可吃 1～2 次。

◆**食用禁忌：**

❶ 易上火的體質不宜吃，若不了解自己的體質，可從小量開始試吃。

❷ 吃了會上火者，宜多吃新鮮蔬果，如番茄、瓜類、蘆筍、蓮藕、椰子、草莓、紅龍果或青草茶，便能自然退火。

❸ 月經前和月經來時易痛經者，月經前 5 天和經期中不宜食用。

◆**注意事項：**

❶ 挖取滋補膏時，湯匙不可有水分，否則容易發霉。若已發霉，挖掉發霉處，再蒸一次即可。

❷ **對堅果過敏者，可用枸杞代替。**通常芝麻較易引起過敏，擔心的人可不加。

❸ 吃完後若會脹氣，只要用 5 公克陳皮加適量水煮開，喝下即解除。

症狀3

# 冬瓜鴨湯幫助養陰，消除【火氣大】

**常有口渴、煩躁、易怒、失眠、小便色黃或便祕等現象的人，可能會認為自己「火氣太大」。的確，只要出現上述症狀，大家就會開始忙著退火，狂吃黃連、喝青草茶，甚至大吃西瓜、冰品。對有些人來說或許有效，有些人卻會出現副作用，不僅退不了火，身體還越來越虛。其實，許多人的火氣大其實是虛火，這種火不能用寒涼或苦寒的方式瀉火，瀉了一定會出問題。**

中醫說，人體內的「陽氣」和「陰氣」要取得平衡，即均衡攝取動物和植物性飲食，才不會造成火氣大。

陽氣即「能量」，肉、蛋、奶、油脂和醣類等均屬陽氣多的食物，若陽氣不足，整個人就會毫無生氣，消化、代謝和循環系統也會變差。但是，陽氣太盛又容易上火、發炎、怕熱、易怒、失眠、便祕、口渴等，其他像是愛吃辛辣、甜食、重口味食物等，常導致嘴破、長痘痘，也容易伴隨高血脂，這些都屬於陽氣過旺，即「火氣大」的徵兆。若想降火氣，就要戒除上述的飲食習慣，**並增加體內的陰氣以制衡**。

陰氣是清涼（不是寒涼）而滋潤、降火的物質，大部分的蔬菜和不會太甜的水果，如綠花椰菜、高麗菜、地瓜葉、萵苣、黃瓜、冬瓜、絲瓜、秋葵、芭樂、番茄、草莓、桑椹等均是。這些食物通常都具有抗發炎、抗氧化的作用，並富含濃厚的汁液或水溶性纖維，可制衡體內的火氣。

## ◆ 火氣大最忌亂退火，體虛者喝糙米茶退虛火

很多人以為火氣大就要「退火」，其實，**除非是體溫過高，或是遭到病原菌感染，火氣來得又快又急，才能暫時用寒涼藥（如：青草茶）或苦寒藥（如：黃連）退火**，自己隨意用藥材亂退火是很傷身的。

一般來說，只要多「養陰」，即吃陰氣多的食物，火氣自然會下降。不過，若吃多陰性食物即出現體虛、胃脹、腹瀉或腰痠等現象，表示你的身體很虛，處於「脾胃氣虛」的狀態。此時，飲食上請避開極陽和極陰的食物，盡量吃一些中性食物，如白米飯，並搭配多休息和適度運動來調整。亦可抓一把糙米在乾鍋裡炒一下，但不可過焦，再加水煮沸成「糙米茶」，體虛者可以用來退虛火。

如果你很少吃動物性食材，也很少吃高溫製成的食物，身體很怕冷，卻常常感到火氣大，就表示你不但缺少營養，也需要陰氣滋潤，是屬於陰虛體質，不妨飲用「冬瓜鴨湯」，既能進補又能養陰。

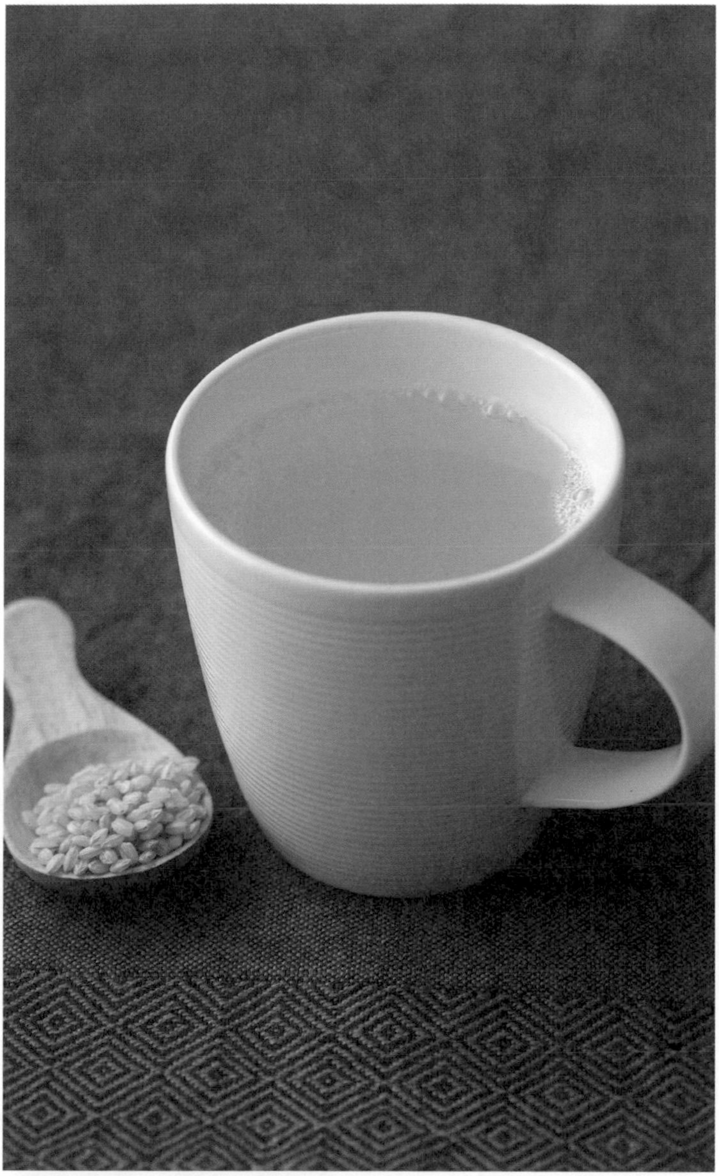

▲常喝糙米茶，可調整身體的陰陽之氣。

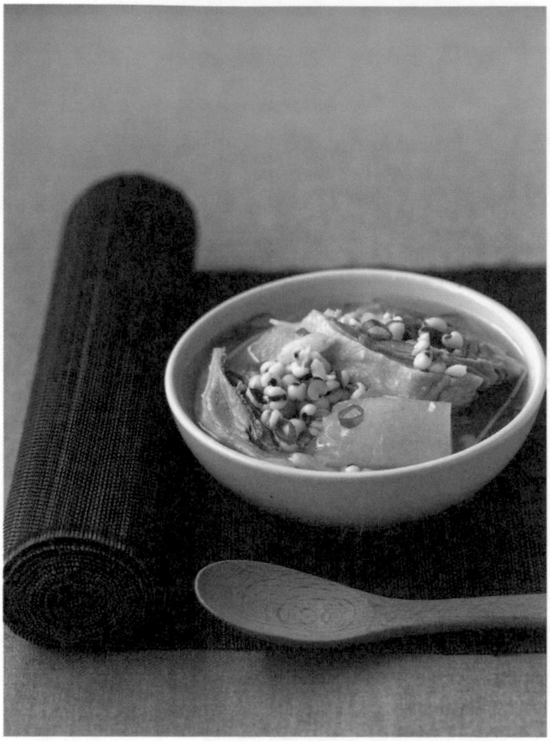

五代獨門食譜

## 【冬瓜鴨湯】

◆**材料**：鴨子一隻（亦可買鴨腿或鴨肉塊）、冬瓜 500 公克、麥門冬 30 公克、芡實 30 公克、薏苡仁 30 公克、蔥、薑適量

◆**作法**：

❶ 鴨子去毛及內臟，洗淨備用。

❷ 冬瓜洗刷乾淨，去皮，切小塊備用。

❸ 麥門冬、芡實、薏苡仁洗淨，放入鴨腹內，鍋中放入鴨隻、冬瓜、蔥及薑，燉煮至熟。

❹ 燉好後加一點鹽調味即可。

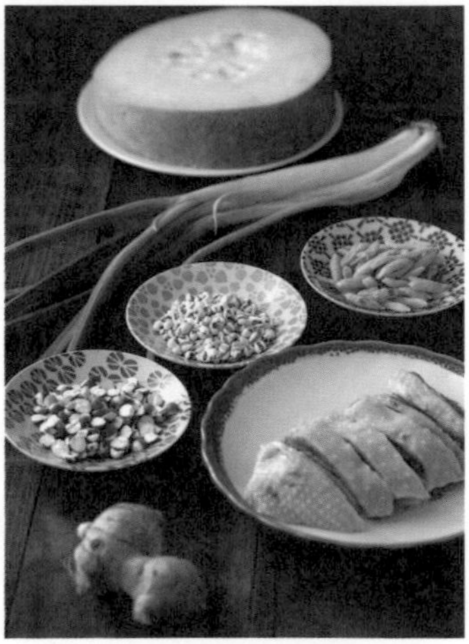

◆**吃法**：每 1 ～ 2 週吃一次。

◆**注意事項**：

❶ 上述分量約 6 人份，可依需要，每行減量使用。

❷ 重點是「喝湯」，但鴨肉亦可食用。

❸ 「鴨肉」滋陰補虛；「冬瓜」涼而潤肺、養胃，所以不宜加酒同煮。**煮好後也不能加麻油、胡椒等燥熱調味料**，以免影響其養陰、滋潤、退虛火的功效。

## 症狀4

# 行氣護眼茶保護眼睛，改善【眼壓高】

**有些人老覺得眼睛脹脹的，感覺眼窩的壓力很重，以為是眼壓過高，檢查結果卻很正常。其實，只是頭頸部肌肉過度僵硬，牽引眼窩造成不適。若真是眼壓太高可得小心，拖太久會導致視神經萎縮，有失明的危險。不過，就算眼壓正常，視神經也可能在老年時自然萎縮退化而失明。但是，若在中年甚至很年輕時，視神經就退化，通常是因飲食和生活不正常所引起的。**

中醫看待「眼壓高」，可分為實症、虛症及氣滯所引起的三大類型。實症用「檳榔車前飲」，虛症用「雞肝人參湯」保養即可。（請參閱《五代中醫（上）家傳食療治百病》P122、P128）。

現代人面臨較多壓力，容易因氣滯引起眼壓過高，大多是持續緊張、長時間用眼及用腦，再加上休息不夠，運動量也不足所致。特別是現在常見的低頭族，不但過度使用眼睛，因為一直低頭的關係，讓頸椎附近的肌肉也過勞，久了眼壓就會升高。

中醫說：「肝開竅於目。」指出眼睛屬於肝經管轄；又說：「見肝之病，必先實脾。」說明脾胃若變差，會加重肝經的問題。**生活和飲食習慣長期不正常，導致腸胃變差、肝氣鬱結，眼壓高的問題就更不容易痊癒**。幸好，只要適度運動，大多數因氣滯引起的問題都能解除。**因為運動能舒展肝氣，對眼睛疲勞有直接幫助**，也能活化脾胃之氣。當吃太飽而腹脹、消化不良時，通常走路運動半小時就能改善眼睛的昏沉。

## ◆喝護眼茶前需養足精神，把氣補足後再喝最有效

不過，有少數患者只做了一會兒運動，就覺得疲倦不堪，眼睛也更加沉重，這表示當前的體質是以「氣虛」為主，不是氣滯，一般都是因睡眠不足或營養不良引起的。這時先不用特別去做運動，反而要盡量多休息、補眠，或多吃清淡、好消化的食物，補足元氣後再開始恢復運動。

本篇所介紹的「行氣護眼茶」，適用於氣滯體質者，能保護眼睛，若再加上適度的運動，效果會更好。不過，任何行氣的療法多少都會消耗體內的氣，**若是氣虛較為嚴重的患者，必須有充足的休息睡眠和完整的營養，把氣補足後才能使用行氣療法**，否則喝再多「行氣護眼茶」也是沒用的。

五代獨門食譜

# 【行氣護眼茶】

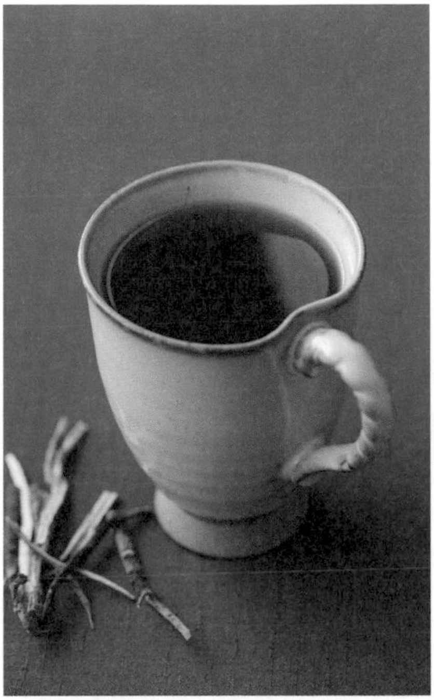

◆**材料：**柴胡5公克、陳皮3公克、厚朴3公克、白朮5公克、甘草2公克、紅棗（去核）10粒、生薑3片

◆**作法：**

1. 紅棗捏碎或切片，連同其他藥材放入鍋中，稍微清洗。
2. 接著，再倒入500cc的清水，浸泡半小時。
3. 鍋子以大火煮開3分鐘後，將整個藥材連同湯汁，趁熱倒入保溫瓶中。
4. 靜置約半小時，即可倒入杯中，放溫飲用，喝多少倒多少。

◆**喝法：**將護眼茶當開水喝，建議上午喝完，中午再倒入500cc沸水回沖，靜置1小時後，下午再喝一次。

◆**注意事項：**

1. 藥效的發揮主要在藥材的精油部分，所以不需熬煮太久，以免有效成分在沸騰時散逸過多，效果變差。
2. 若覺得太苦可加一點黑糖，**注意黑糖要加在飲用的杯子中，不要放入保溫瓶**，以免時間一久容易腐敗。
3. 若覺得分兩次沖泡，藥茶的濃度有差，可連續沖泡，將兩次藥茶混合，濃度就會一致。
4. 最好倒入小杯中放涼喝，不要將保溫瓶蓋打開放涼直接碰嘴喝，以免口腔細菌沾染瓶內，使藥茶迅速腐敗。
5. 喝完如果會口乾舌燥，表示兼有陰虛體質，可加3公克的玉竹改善。

## 症狀 5

# 豆漿燕麥奶保護血管，抑止【血液循環差】

如果問我身體的哪一部分可列為最重要的健康項目？我會毫不考慮地說：「循環系統。」因為人類所有的細胞都需要血液的供應，唯有循環系統良好，五臟六腑才能得到充足的氧氣和養分。不過，循環系統和肝、腎一樣，是沉默的器官，平常不會發出警示，一旦發病都已非常嚴重。因此，平時就要養成良好的生活習慣，別讓循環系統長期處於過勞狀態。

平常我在看診時，如果遇到特別棘手的狀況，我一定會先檢查患者的循環系統。因為很多難治的疾病，幾乎都與「血液循環」有關，反而與發病處無關。例如有些患者嚴重失眠，吃任何安眠藥都沒效，我常常診斷問題出在循環系統，也就是「血瘀」體質，像是膽固醇或三酸甘油脂過高等症狀，循環改善，患者自然就能安睡。

由此可見，人體最重要的器官就是「循環系統」。例如年輕時曾受過背傷，感覺痊癒後就不理它，等到中老年，循環漸漸變差後，背部又開始不舒服。這是因為年輕時血流旺盛，掩蓋還沒有痊癒的事實，等到年紀大循環變差後，自然就掩蓋不了。

## ◆ 豆漿燕麥奶能清除壞膽固醇，維持血管的暢通

循環不好的人，位於末梢的組織器官會因缺血、缺氧而出問題。例如皮膚變得粗糙，嘴唇容易呈現暗紫色，肌肉也容易僵硬或痠麻疼痛。其實，我們的內臟裡都是微血管，屬於循環系統最末梢的地方，一旦缺血、缺氧，器官功能就會退化。**我們常說的「老年退化」問題，並不是沒藥醫的自然現象，很多都是因為沒有好好保養血管，導致退化太快所致。**血液一旦無法流通，便會加重血管承受的壓力，使血管破裂或變狹窄，甚至堵住。細胞等不到血管輸送養分，就會缺氧死亡，因此，唯有處理好血管，循環系統才能獲得改善。

我家族最近十幾年來保養血管的祕方非常簡單，就是喝「豆漿燕麥奶」，成分包括水溶性纖維和大豆異黃酮，是維護血管健康的好食物。豆漿含有豐富的大豆卵磷脂，亦能清除血管內多餘脂肪，軟化血管；燕麥則能清除壞膽固醇。長期飲用就能改善血管，多吃紫菜、蕎麥、味噌、豆腐、洋蔥等也很有幫助。

五代獨門食譜

## 【豆漿燕麥奶】

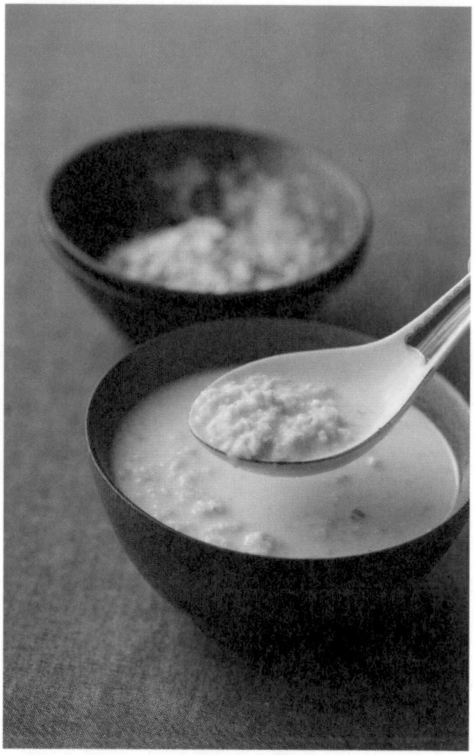

◆**材料：**豆漿 300cc、天然燕麥片 30 公克

◆**作法：**將豆漿加熱至 80 度左右，再加入切細的燕麥片，攪拌均勻即可飲用。

◆**吃法：**當作早餐，每天早上喝一杯，亦可搭配其他固體食物，或當下午的點心。胃口小者，可只喝豆漿燕麥奶就好。

◆**食用禁忌：**

❶ 喝完會胃脹氣、胸悶或心煩者，表示對纖維的耐受度較低，只要減少燕麥量，補充乳酸菌即可。

❷ 豆漿燕麥奶營養豐富，熱量足夠，平常吃太多的人，須先減少食量，挪出一些空間給燕麥奶，避免熱量破表，全部化成脂肪卡在血管裡，讓循環變得更差。

◆**注意事項：**

❶ 早上起床容易沒胃口的人，不要一下子就喝完，等胃口恢復後再慢慢喝，以免消化不良。

❷ 最好不要加糖，尤其是胃酸過多者。小朋友若不喜歡，可以加一點黑糖。

❸ **盡量不要用三合一麥片搭配豆漿**，因為添加物太多又太甜，對血管反而是傷害。

## 症狀6 金銀菊花茶清熱抗毒，預防【口角炎、疱疹】

**朋友的女兒是上班族，過著朝九晚五的生活，但因平時愛上網、玩手機，常常弄到三更半夜才睡，長期熬夜的結果，讓她嘴唇上常常長出小水泡，或是嘴角發白潰爛。之後她雖然努力調整生活作息，卻經常復發，為此朋友來找我，問問有沒有什麼好方子能解疱疹之苦。**

口唇疱疹屬於「病毒感染」的一種，大多長在嘴角附近的口、唇部，雖說只要約一週內就會結痂見好，也不是什麼大病，但因非常容易復發，又會影響容貌外觀，令人苦惱。目前雖然能在西藥房買到名為「熱威樂素」的治療軟膏，擦上後約3～5天即可痊癒，**但僅止於治療，沒有任何「預防」效果**。

此外，若免疫力低下時與患者共用容器或共食，也容易得到疱疹。口唇疱疹病毒一般會躲在體內，每逢熬夜、勞累或生理期等，就會復發。這也是為什麼有些人一旦得過疱疹，之後便容易不斷復發，就是這個原因。

相較之下，同樣長在口唇上的口角炎就單純許多，多半都只是因為缺乏維他命B群，免疫力下降所致，只要調整作息，多吃水果和綠色蔬菜即可。

## 疱疹屬傳染性病毒，金銀菊槐茶能殺菌解毒

中醫認為口唇疱疹和「血熱」有關，臨床上常有因曬太陽而誘發的案例。若想清血熱，「槐花」是最好的藥材，使病毒無法深入血中躲藏。另外，可再搭配擁有優異抗病毒能力的「金銀花」，幫忙殺病毒。如此標本兼顧，疱疹就好得快，也不容易再復發。

除了槐花和金銀花，這個配方還可加上也有擁有殺病毒功能的「菊花」，三種花加熱水煮開後，再加上少許黑糖，就是好喝又有功效的「金銀菊花茶」了。「菊花」有淡淡幽香，不但能讓茶飲更好喝，也能輔助「金銀花」和「槐花」，發揮更強大的功效。

此外，**含有「賴氨酸」（人體必須氨基酸之一，能促進人體發育，增強免疫功能）的食物，如雞肉、蛋、奶類和黃豆，也能抑止疱疹病毒蔓延及復發**，還能減少發作時的不適，尤其平時營養不良的人更需補充。

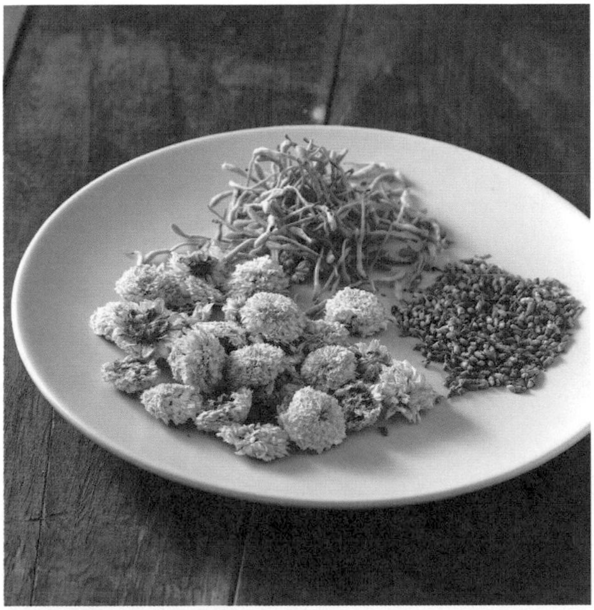

▲金銀花、菊花及槐花皆為抗病毒藥材，有殺菌解毒的功效。

不過，若想徹底防範此類疾病，最根本還是要從改變生活作息開始。養成早睡早起的習慣，平常多洗手，減少與患者唾液接觸；飲食上應避免巧克力、餅乾、沙茶醬、辣椒、燒烤及煎炸等容易上火的食物，以免加重刺激。

五代獨門

## 張院長養生觀

### 長出口角炎或疱疹時，這樣做能加速復原

當口唇長出口角炎或疱疹時，為了加速復原，下列3大事項請一定要做到：

❶ 無論傷口多乾或癢，都千萬別用舌頭去舔，因為唾液會在嘴角處殘留，形成一種高滲環境，導致局部乾燥，進而產生糜爛。

❷ 千萬別用手去摸傷口，除了怕傷口感染外，**因疱疹具有感染性，一旦接觸後就必須洗手，**若沒洗手就直接揉眼睛，容易傳染至眼部，甚至其他部位。

❸ 有些較嚴重的傷口會出現水泡，千萬別擠破，請靜待結痂，也別破壞痂皮，以免阻礙傷口的癒合。

五代獨門食譜

# 【金銀菊花茶】

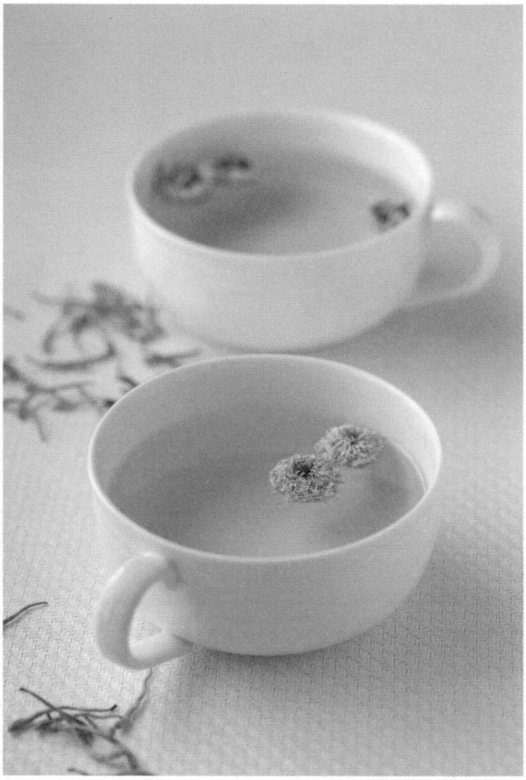

◆**材料：**金銀花8公克、菊花6公克、槐花4公克、黑糖適量

◆**作法：**

❶ 將藥材適度清洗後，加入1200cc的熱水。

❷ 約煮至剩600～700cc，濃度可依個人喜好調整。

❸ 完成後加點黑糖調味即可。

◆**吃法：**

❶ 建議患者平常可以煮來當茶喝，1～2天內喝1次。

❷ 一般保養則一週內喝1～2次即可。

❸ 急性發作時，將藥材增加至兩倍煮開，在1天內喝完，效果更好。

◆**食用禁忌：**

❶ 脾胃虛寒，容易腹瀉，或晚上易腹痛者，不宜多喝。

❷ 此茶飲性偏寒涼，**生理期或經前小腹會疼痛者，不宜飲用。**

◆**注意事項：**冬天要少喝，夏天則可多喝。

## 症狀7 什錦味噌火鍋補血健腦，改善【健忘】

有句形容大腦老化的順口溜說：「坐著打哈欠，躺下睡不著，常常講過去，講過即忘記。」「健忘」可說是最困擾現代人的毛病了，尤其過了45歲，大多數人都很能體會「過目即忘」，或一時想不起來的窘境。年紀大了，頭腦自然會退化，不過，若你深深感覺「記憶力」減退得太過厲害，就要小心了。

人有年齡，大腦也有年齡，不管大腦目前幾歲，總有一些方法可以盡量保持在最佳狀態，或是減緩退化的速度。想要提升大腦機能，有3個重點要考慮，第一，大腦是否已得到它所需的營養？第二，血管是否暢通？只要運送養分到大腦的血管通路被阻斷，營養再足夠都沒用。第三，傷害大腦的食物或行為是否已盡量避免？

**中醫認為要強化記憶，首先必須「改善睡眠」。長期睡不好的人，記憶力容易快速惡化。**氣虛和血虛體質者若長期失眠，適度吃點鹿茸粉，一次0.5公克，一天2～3次可以改善。陰虛和血瘀體質者則不能吃鹿茸，容易上火，應遵照醫師指示服用養陰藥。用腦過度的失眠，可以多攝取一些補腦食物，如雞蛋、香蕉、核桃和牛奶等，只要不會對這些食材產生過敏，持續一陣子之後大多能改善失眠。

## ◆ 多吃冷壓亞麻仁油、小型青背魚，讓大腦更靈活

大腦最直接的糧食，也就是能量的來源為「葡萄糖」，在澱粉類食物中可獲得。不過，千萬不能吃精製澱粉或精製糖類，會使血糖上升速度過快，反而使大腦昏沉，造成孩子的注意力不集中、學習力下降，甚至產生過動的現象。此外，也可以多攝取含酮類的食物，天然冷壓的椰子油就是首選，能讓腦部的營養和能量更充足。

另外，大腦也特別喜歡「Ω3脂肪酸」，這種不飽和脂肪酸能使大腦反應敏銳，記憶力增加，可以從小型青背魚中獲得，如：秋刀魚、鯖魚、沙丁魚。**不愛吃魚的人，也可以改吃冷壓亞麻仁油，每天攝取6 ml就能強化大腦。**

## ◆ 慢慢吃能刺激大腦，讓腦袋變聰明

大腦除了營養，也需要大量氧氣，貧血的人氧氣不足，記憶力就容易減退，貧血

太嚴重者，甚至連精神狀態都會出問題。

因此，「補血」也可以「補腦」，多吃味噌（可紅、白味噌各一半混合吃）、酵母、紅鳳菜、菠菜、豆腐，以及適當食用雞蛋、雞腿、牛奶，和一點豬血、豬肝、豬腳、牛肉、羊肉等，都是不錯的選擇。

或是直接將上述食材煮成本篇所介紹的「什錦味噌火鍋」，能一次吃到味噌、蘆筍及青花菜等健腦補血食物。若能再加入椰子水共煮，湯頭會更美味。

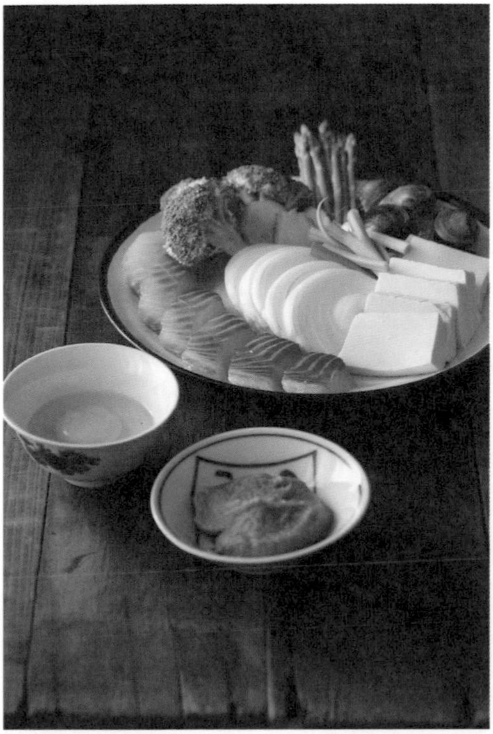

▲魚肉、豆腐等食材，加點味噌煮成火鍋，就能補血健腦。

除了營養和睡眠外，**「細嚼慢嚥」對活化大腦也有幫助**。慢慢咀嚼會刺激大腦，幫助腦中負責記憶的海馬迴順利運作和穩定情緒。

不過，千萬要記得別吃太飽，以免大腦昏沉，思路不清晰。

五代獨門食譜

# 【什錦味噌火鍋】

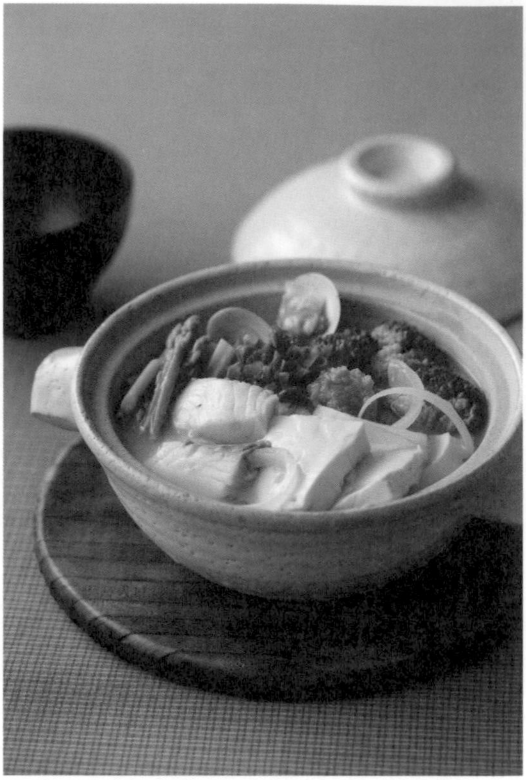

◆**材料**：紅白味噌、豆腐、鮮魚、蛤蠣、青花菜、蘆筍、雞蛋、生薑、椰子油、洋蔥、青蔥

◆**作法**：

❶ 先將鮮魚洗淨切塊，和生薑、青蔥、豆腐煮成鮮魚湯，注意魚不要煮太熟。

❷ 加入適量紅白味噌，調和成味噌鮮魚湯。

❸ 用一小匙椰子油把洋蔥為炒至半透明，倒入味噌鮮魚湯，陸續加入其他食材，最後可加柴魚調味。

◆**吃法**：

❶ 邊吃邊煮，或煮好後配飯吃。

❷ 亦可加入海帶芽、紅蘿蔔、鮮蝦同煮。

◆**注意事項**：

❶ **柴魚雖然美味，卻不宜放太多，因為內有苯芘致癌物。**

❷ 若不習慣在湯中加椰子油，可另煮一道椰油炒蝦，用蒜頭和米酒一起炒，也很對味。

❸ 若沒有椰子油，也可將椰子水倒入火鍋同煮，增加湯頭鮮味。

## 症狀8

# 乙癸燉盅補肝又補腎，緩解【頭昏腦脹】

**大多數人都會認為生活在現代實在太幸運了，拜3C科技所賜，網路、通訊越來越方便，生活一點都不無聊。但我認為這反而是個不幸，因為每個人每天都被迫接觸大量資訊，若再加上課業、工作等壓力，反而是造成現代人頭昏腦脹的主因。**

最近，我發現到處都是低頭滑手機的人，個個都專注到不可思議。如果白天上班已經要看電腦，好不容易有休息空檔又拿來玩手機，回到家再繼續看電視，大腦就會毫無止盡的運作，整天動個不停。如果睡眠品質不錯，尚能支撐下去；萬一睡眠不足，或是已經出現睡眠障礙，讓大腦幾乎停擺，想不頭昏腦脹也難。

一旦習慣過度用腦，就會成為慣性，可以休息時，大腦卻一直轉個不停，甚至出現失眠、焦慮、心悸、眩暈、恐慌感和強迫等現象，這就是「腦神經衰弱」，或稱「自律神經失調」。**中醫認為這是「腎虛」現象，只要好好的補腎，情況就能改善。**

## 補腎前需先調整飲食，「營養清淡」最重要

不過，有些人卻一補就立刻上火，更不舒服，補也不是、瀉也不是。原因可能是下列四種：

### ❶ 腸胃損傷

很多人用腦過度時，會變得愛亂吃東西，像是狂喝咖啡、吃甜食，或是喝飲料等，但這些做法只會更傷腸胃。**腸胃差的人，再怎麼補腎，也是枉然。**

### ❷ 經絡堵塞

甜點或零食含有大量氫化油，如酥油、乳瑪琳，吃太多容易產生「痰、瘀」，讓經絡瘀滯，使火氣變大。導致原本要「補腎」，卻越補越上火，完全補不進去。

### ❸ 壓力太大

壓力太大時，體內的氣易阻塞不通，只要氣不暢通，補再多都無法讓身體吸收。唯有透過運動、伸展或其他休閒活動來釋放壓力，才能真正紓壓。

### ④ 血虛有火

三餐隨便吃、減肥或營養不良的人，大多有嚴重的貧血問題，要很緩和的補，補太快就容易上火。這種人頭昏腦脹最嚴重，也容易導致精神疾病，非常難治療。

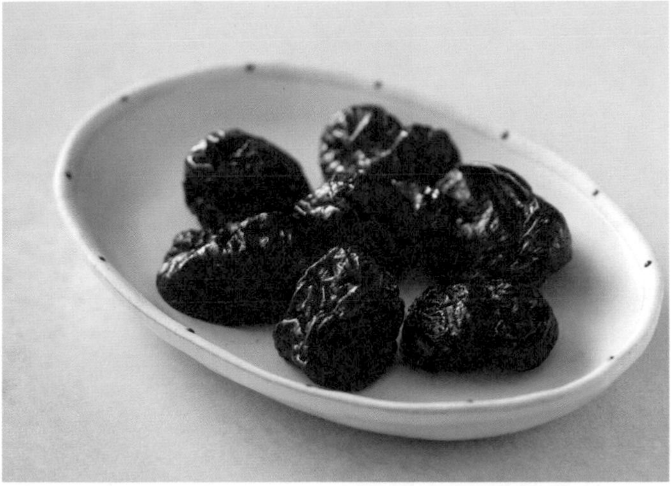

▲吃黑棗能補腎及補充鈣質。

如果你也有上述的症狀，必須徹底改變飲食習慣，改吃「營養而清淡」的食物，例如：水煮肉、蒸煮魚或海鮮、燙青菜等，多用好油，烹調要遵守低鹽、低糖原則，才能補充營養又不堵塞經絡。若再配合治療，調整補和瀉的比例，一定能治癒。

**對於較輕度的腦神經衰弱，吃黑棗亦能補腎，及補充適量的鈣質，對病情很有幫**助。若屬於中度，可以使用我家傳的補腦食譜「乙癸燉盅」，能同時補肝又補腎，對於腦神經衰弱或自律神經失調，很有幫助。

五代獨門食譜

## 【乙癸燉盅】

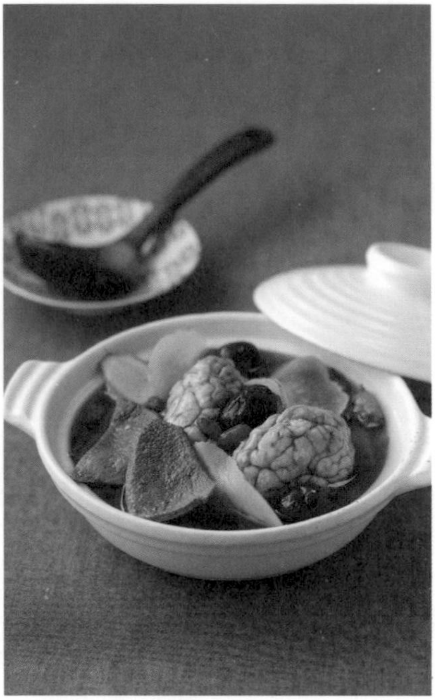

◆**材料：**豬腦 1 副、豬肝 300 公克、天麻 15 公克、川芎 10 公克、紅棗 10 粒、枸杞一把、生薑 5 片、米酒適量、鹽適量

◆**作法：**

❶ 豬腦勿洗，挑去表面網膜，藥材稍微清洗後，一起放入電鍋內鍋（豬肝除外），內鍋加入適量清水，外鍋用 1～2 碗水，按下開關。

❷ 豬肝洗淨切片，汆燙去血水，放入盤中，灑上米酒備用。

❸ 豬腦燉好後，將內鍋以瓦斯爐加熱，沸騰後放入豬肝煮至熟透。

❹ 最後加入適量鹽巴，也可以再加少許米酒調味。

◆**吃法：**剛開始一週吃 1～2 帖，以喝湯為主，料吃或不吃皆可。吃過 2 帖後，改為每月只要吃 2 帖保養即可；吃完後，搭配奇異果 1 顆或柳丁 2～3 顆，可增強吸收。

◆**食用禁忌：**

❶ **口乾舌燥、便祕者，女性在月經前 5 天及經期中者，均不宜食用。**

❷ 下列幾種人不建議食用，或僅喝 1 碗湯，勿過量：**月經有血塊及血塊過多、膽固醇過高、早晨起床容易全身痠痛、半夜痠痛至醒者。**

◆**注意事項：**

❶ 豬腦和豬肝別一次吃完，容易讓膽固醇過量，最好分 2～4 餐食用。

❷ 食用後若能散步半小時，效果更佳。

❸ 若在睡前食用，只能喝湯，不宜吃料。

# 症狀9 紅豆薏仁粥化水去瘀，消除【水腫】

吳小姐來找我看診，她說每天到了下午就水腫，小腿發脹、發紫，只要一站久更是腫得一蹋糊塗，除了容易疲倦、怕冷和小便量不多外，並沒有明顯不適。經過診斷，她只是營養不良引起的水腫，改變飲食習慣及服藥就能改善。如果是心臟、肝臟或腎臟引起的水腫，多半是大病，很難痊癒，必須盡快就醫治療。

水腫是很多女性的困擾，中醫認為大多是「氣化不足」（氣虛體質）所引起。所謂的氣化，是指人體的陽氣會帶動體內的水分運行，就像煮開水沸騰的景象，水分化成蒸氣，蒸氣分子因為有足夠的能量而瀰漫開來，散佈在整個空間。若陽氣不足，無法蒸化水分，這些水只能向下流動，便造成下肢水腫，小便量也變少。

尤其到了下午時刻，或是站久了，身體開始感到疲倦，此時陽氣更加不足，當然就更化不動水分，小腿和腳掌的水腫也就更明顯。這類型的水腫既然是氣虛引起，只要好好睡一覺，恢復元氣，隔天早上就會好很多。

很多女性不愛運動、怕胖，不敢吃多、導致營養不良，多思多慮、貧血和缺氧，便造成氣虛，帶不動體內的水分。如果工作很忙碌，或是愛喝冷飲，讓體內元氣不斷散失，氣越來越虛，就難逃水腫的問題。

要解決這類型的水腫，必須攝取均衡足夠的營養，尤其有造血功能的維生素B群、葉酸和鐵，特別是維生素B1和B3，有調節水分的作用。通常營養不良型的水腫，幾乎也都缺乏維生素B群。**中藥「車前子」含有維生素B1，「赤小豆」（和紅豆屬同類）及「糙米」亦含有維生素B3，都有消水腫的功能。**另外也需攝取蛋白質，一旦缺少蛋白質會造成組織滲透壓失衡而產生水腫。

## 水腫類型多，需先弄清原因再對症治療

此外，有些水腫問題較不單純，可能是其他病因所致。不同症狀有不同治療方法，大致列出如下：

### ❶ 起床時眼睛及臉部浮腫

要小心可能是腎臟病或慢性腎臟炎，若伴有高血壓，小便又有細緻綿密的泡泡，

必須立刻就醫檢查。這類腎臟型的水腫可以多吃冬瓜或葫蘆，煮成湯喝也可以，煮時加一點薑絲，比較不會太寒。

### ❷ 腹水型水腫

可能肝臟已嚴重發炎或硬化，容易併發不明搔癢、目黃或皮膚黃、發燒、虛弱、嘔吐、異常疲倦、小便茶黃、小便量少、下肢水腫、泡沫尿、大便色淡或白、沒有胃口等症狀，必須趕緊送醫。

### ❸ 單腳水腫

可能是淋巴阻塞引起，或是寄生蟲侵入淋巴等，必須就醫檢查。

另外，有一種**「水腫型肥胖」多為吃太鹹所致，如果屬於此類型的水腫，上述的冬瓜、葫蘆、紅豆或薏仁等食物都可以多吃**，亦可直接吃本篇介紹的「紅豆薏仁粥」，能幫助體內水分代謝，快速消腫，營養不良型、貧血型的水腫也可以使用。

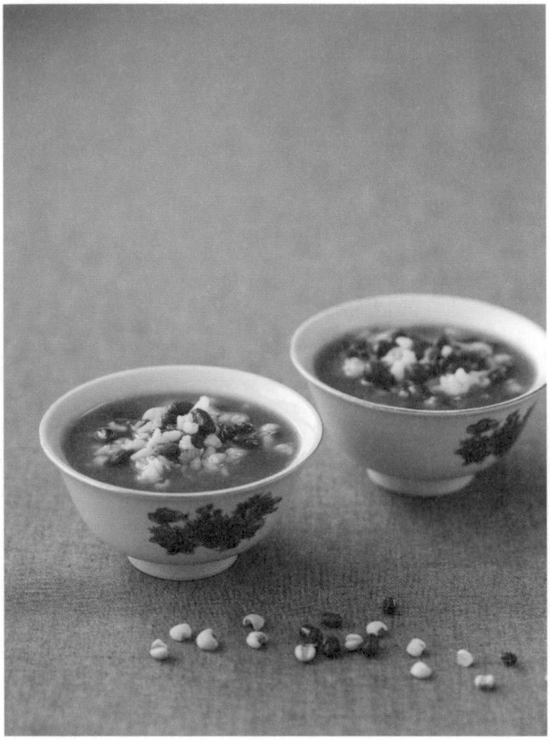

五代獨門食譜

# 【紅豆薏仁粥】

◆**材料**：大薏仁 80 公克、紅豆 120 公克、胚芽米 30 公克、冰糖適量

◆**作法**：

❶ 大薏仁和紅豆一起洗淨，泡水約 6 小時後，瀝乾水分備用。

❷ 胚芽米洗淨，泡水 3 小時後瀝乾備用。

❸ 鍋中加入 2500cc 的水，以中火煮至滾開，再放入大薏仁和紅豆，煮至滾開後，改用小火加蓋燜煮約半小時，再加入胚芽米拌煮至滾，最後改用小火煮至米粒熟透，再加入冰糖調味即可。

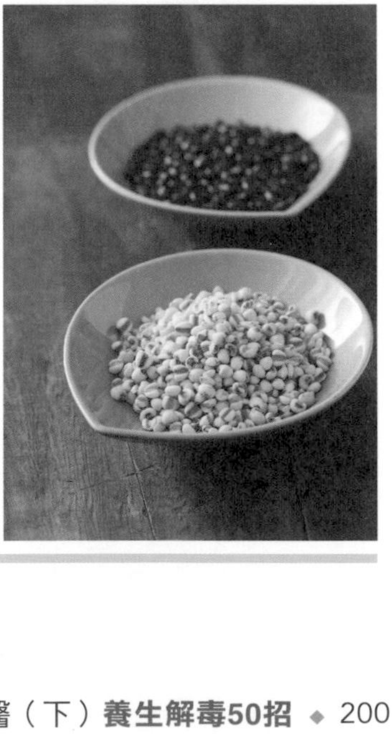

◆**吃法**：當早餐或下午點心，只喝湯亦可。

◆**食用禁忌**：腎衰竭的水腫患者不宜食用。

◆**注意事項**：

❶ 紅豆薏仁粥通用於一般型水腫，特別是營養不良和貧血型。

❷ 一般型水腫只單喝薏仁水或紅豆水，也能獲得改善。

❸ 慢性腎炎、肝硬化腹水、心臟衰竭之水腫患者，採用此方療效較差，建議就醫後再對症下藥。

# 症狀10 加減午時茶去除濕氣，解除【中暑】症狀

陳小弟一到夏日幾乎天天中暑，刮痧後會立刻出現瘀青般的紫黑色，雖然刮完會改善許多，但是近來效果越來越短暫，皮膚都快要刮到潰爛了。有人建議他可以吃黃連，沒想到吃完後全身更無力。來找我治療後，僅服用解暑中藥便獲得改善。其實，中暑並非一定是火氣大，容易反覆中暑的人，刮痧只能治標，吃黃連更是大錯特錯。

中暑是夏天最常見的問題之一，中醫典籍裡，中暑分為「陽暑」和「陰暑」兩種，處理的方式完全不同。「陽暑」就是現代醫學的「熱衰竭」，在大太陽底下曝曬過久，體溫過高，流汗過多而脫水，造成體內電解質大量流失，危及生命。過高的體溫也會損壞全身細胞，若來不及降溫和補充水分、電解質，短時間內就會奪去生命。

中醫治療陽暑的處方叫做「白虎湯」（作法見P203），五行理論認為白虎屬「金」、為「秋天」，秋季氣候涼爽可以退熱，故取其意。主要由「生石膏」和「知母」兩味藥材組成，生石膏含大量鈣質，能鎮靜神經，減輕高熱時產生的神經過亢及

腦神經損傷；知母有良好的解熱效果，只要體溫降低，身體機能就能慢慢恢復。

## 熱衰竭型的中暑，急救時可吃「西瓜」解熱

若一時之間來不及準備「白虎湯」，可以讓患者吃西瓜，因為兩者功效者相等，**就算快要昏迷，只要還能吞嚥，就可以灌入西瓜汁急救。**

陰暑就完全不同了，陰暑不是熱直接造成的，主要是「濕氣」和「氣虛」所導致。夏天溫度高，相對濕度也重，就算人在室內，遇熱也會流汗，在正常情況下，汗水會蒸發掉，但是如果空氣濕度重，蒸發就顯得困難，讓身體累積過多濕氣，顯得沉重和困倦。

此時可以進行刮痧，利用皮膚的疼痛刺激大腦，以旺盛循環。循環一旺盛，腎臟的過濾功能就會提高，濕氣可透過小便排除。很多人在刮痧完後會常跑廁所小便，人卻會變得清爽，就是這個道理。

因為很熱而整天吹冷氣、喝冷飲，剛開始確實很舒服，之後反而會越來越累，這就是氣虛所致的陰暑。只要停止喝冷飲，將冷氣溫度調高些，再泡一杯「西洋參」來喝，大約3片參片加300cc熱開水，放溫後慢慢喝下，中暑的疲倦感就會退去。

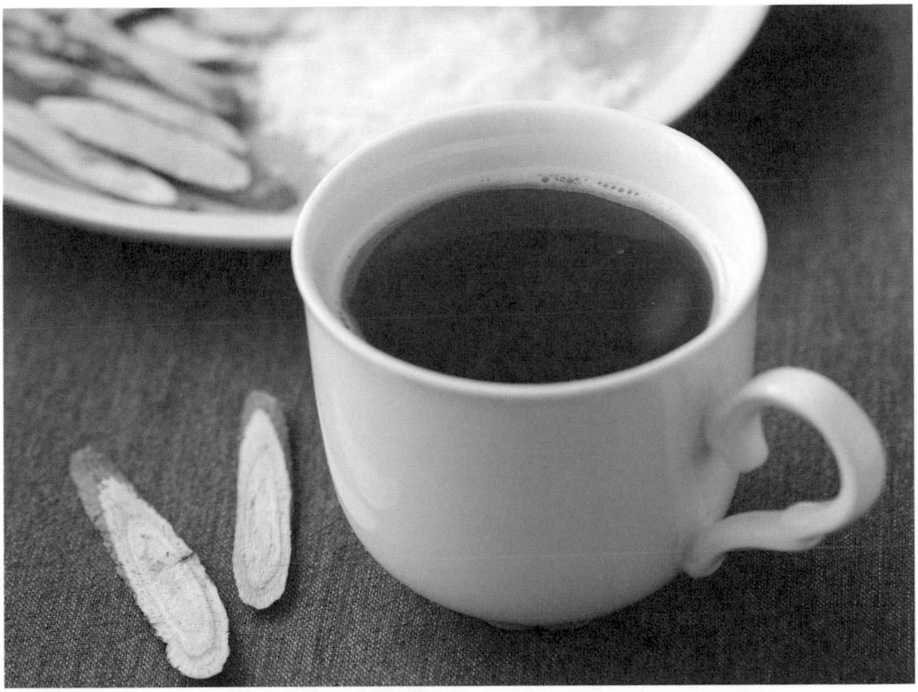

## 五代獨門食譜【白虎湯】

◆ **材料**：生石膏 48 公克、知母 18 公克、甘草 6 公克、糙米 100 公克

◆ **作法**：藥材和米清洗後，用 1200cc 的水以大火煮開，再轉中小火煮至米熟，去除藥材和米後，保留湯汁。

◆ **喝法**：湯汁分成 3 份，早中晚空腹時各喝 1 份。

◆ **食用禁忌**：

1. 此方專為陽暑所設，陰暑不宜服用，會太寒。
2. 此方有退熱效果，對於同時出現發高燒、嚴重口渴、出大汗、脈洪大，共四種症狀者，亦可食用。但若高燒是因為感染細菌或病毒而起者，需再加金銀花、連翹各 12 公克。
3. **身體虛寒、脈虛弱者不宜使用。**

◆ **注意事項**：胃腸不好者，可加 12 公克薏仁保護腸胃，以防過寒。

## ◆用「大量喝水」辨別自己屬於哪一型中暑

如果不只是疲倦，整個頭就好像裹了一條濕毛巾般沉重，腸胃也不太舒服，胃口及消化變差，胃脹噁心，大便也變得又稀又軟，表示出現「暑濕犯脾」症狀，必須解暑、祛濕和補氣同時進行，可以喝「加減午時茶」。

此時千萬不要刮痧，更不能大量喝青草茶或吃黃連，只會耗掉更多元氣，使症狀加重或反覆不癒。

想分辨陽暑或陰暑症狀，**最簡單的方法是透過「喝水能否改善症狀」來辨別，喝大量水不能改善反而加重者，就是陰暑。**

此時，絕對不能過度喝水或冷飲、果汁，喝越多濕氣越重，中暑的感覺反而會更加重。

如果你不清楚自己是「濕氣」還是「氣虛」，只要確定是陰暑，我家傳的祛暑茶飲「加減午時茶」，方便又有效。

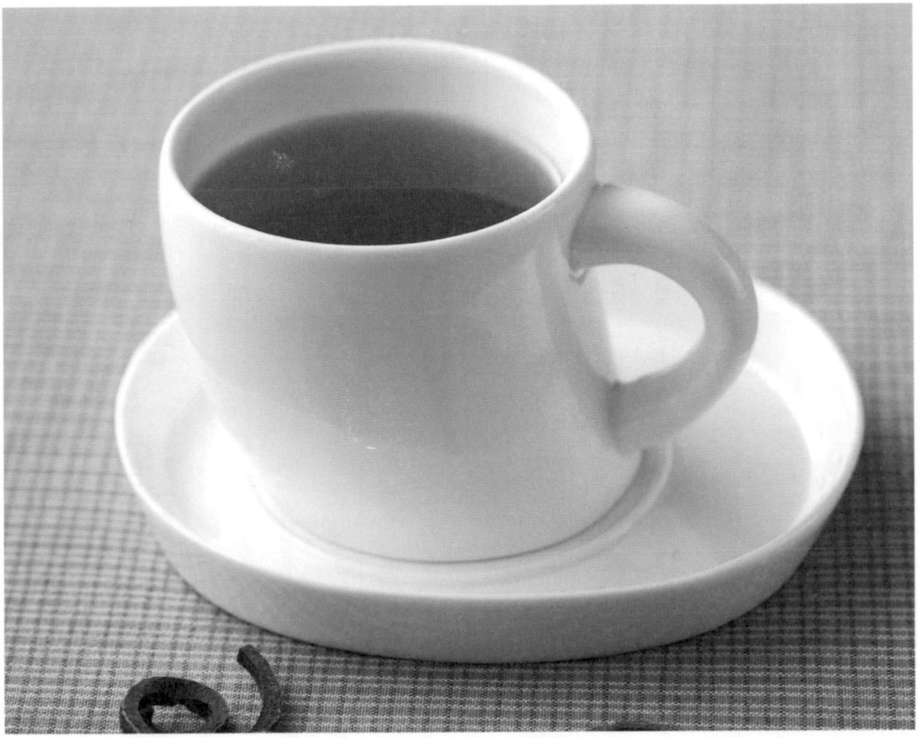

## 五代獨門食譜 【加減午時茶】

◆ **材料：** 藿香6公克、厚朴6公克、薑半夏3公克、茯苓6公克、紫蘇6公克、西洋參3片、甘草1片、茶葉適量

◆ **作法：** 將600～800cc的水煮沸，放入藥材後立刻加蓋、熄火，靜置半小時。

◆ **喝法：** 待降溫後過濾藥渣，當作一般茶飲慢慢喝。

◆ **食用禁忌：** 此藥方專為陰暑而設，陽暑者切勿使用。

◆ **注意事項：**

1. 注意不要煮太久或掀開鍋蓋太久，一旦藥氣揮發太多，將會使效果減弱。
2. 喝時切勿牛飲，喝太快會讓濕氣較難排除。

症狀11

# 自製蘋果泥，改善【過敏性濕疹】

夏天高溫炎熱，很多人的肌膚容易出狀況，濕疹是最常見的皮膚病之一。在濕熱的天氣裡，流汗量大，如果沒有立即擦乾，黴菌會大量繁殖，出現濕疹。有些人常常來回進出冷氣房或冷凍庫，毛孔一下張開、收縮，讓皮膚的免疫力下降，也容易產生濕疹。

中醫稱黴菌引起的濕疹為「浸淫瘡」或「濕毒瘡」，認為是「濕氣」所產生的，這種濕疹用「煙絲泡白醋」來殺黴菌頗為有效（作法見P220）。

相對地，**有一種自體免疫所引起的過敏性濕疹，中醫稱為「血風瘡」，其實和潮濕無關，反而是「燥」與「熱」所造成的。**通常是因為體內有熱毒而產生過敏反應，可能是因為遺傳體質，或是媽媽在懷孕期間食用過多燥熱食物，使小孩變成過敏體質；或是自己食用太多燥熱或高蛋白、高過敏食物，長期累積下來所產生的。

## 綠茶舒緩皮膚癢，蘋果泥穩定病情

自體免疫引起的濕疹最折磨人，不但皮膚癢得難受，甚至無法好好睡覺，長期下來易讓人精神崩潰。很多皮膚科醫師會使用類固醇治療，初期雖能有效控制病情，卻容易復發，長期使用也易出現副作用。

**如果過敏性濕疹突然發作，可以先取一團泡過的綠茶渣，擠出殘汁濕敷癢處；**亦可平時就將冷泡綠茶冰在冰箱內，茶葉可多放一些，應急時可用茶水濕敷，也可以飲用一些茶水，內服外用一起配合，效果更快、更好。

此外，也可以利用蘋果泥幫助穩定病情。中醫認為蘋果有潤燥、清熱的作用，所以能夠平衡燥熱的體質，減輕濕疹的症狀。此外，蘋果豐富的營養也具滋養作用，蘋果皮則含有大量抗發炎的槲黃素，能幫助皮膚修復，天然又無副作用。

五代獨門

### 張院長養生觀

### 5大原則，預防各種濕疹都有效

1. 穿著棉質、透氣、寬鬆材質的衣服。
2. 勿洗過熱的熱水澡，以溫水為佳，不刺激肌膚。
3. 少食辛辣刺激的食物，如堅果、芝麻、麻油或巧克力等。
4. 少食易過敏食物，如奶、蛋、海鮮、堅果等。
5. 注意肝臟的養護，不要熬夜，或是食用黃麴毒素或赭麴毒素汙染的穀類和咖啡。

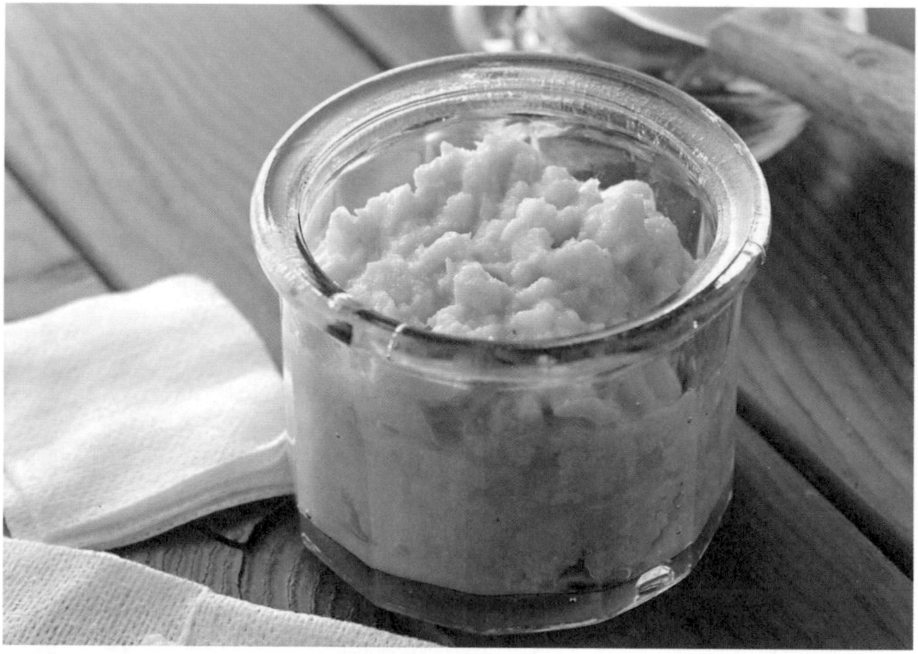

## 五代獨門外敷帖 【蘋果泥】

◆ **材料**：蘋果 1 顆、黃豆粉 1 匙、麵粉 1 匙

◆ **作法**：

❶ 蘋果去籽切塊，連皮放入果汁機。

❷ 加入黃豆粉 1 匙、麵粉 1 匙，打成黏稠狀的蘋果泥，盛入碗中用保鮮膜封起，保存備用。

◆ **用法**：

❶ 要用時挖一小湯匙的蘋果泥，加入 2 倍冷開水稀釋攪拌。

❷ 將蘋果泥水靜置沉澱後，取上面的清水部分，用棉花沾塗濕疹部位。乾了之後再塗抹，反覆 3 次，一天至少用 2 次。

❸ 或是用一小片棉花吸塗上蘋果泥，敷在損傷的部分，乾了就取下，一天至少用 2 次。

◆ **塗用禁忌**：潮濕出水型的濕疹不可使用。

## 症狀12

# 漢方紫雲膏，【燙傷】必備良藥

紫雲膏是一款古老的漢方外用藥膏，最早專用於燙傷的治療，在追求快速藥效的年代裡，曾經被遺忘好一段時間。由於效果顯著，在最近講究天然手作的風潮裡，又漸漸被重視。燙傷後的傷口使用紫雲膏，效果更是極佳。

紫雲膏主要是由紫草根及當歸所組成，紫草根是一味涼血的中藥，有消炎止痛的效果，不管燙傷、擦傷或任何皮膚發炎的現象都能緩解；而當歸原本是補血的藥材，外用則具有活血特性，有利於傷口的修補，兩者合用可相輔相成，達到消炎和修復的改善效果。

基底油的部分，有人不喜歡麻油濃厚的氣味，可選用接近皮脂性的荷荷芭油，以加強對皮膚的滋潤，或清爽的甜杏仁油也不錯，甚至使用頂級的食用油，如冷壓橄欖油、葡萄籽油也很適合。若希望有涼涼的感覺，再加入一點冰片和薄荷，就能達到不錯的止癢效果。

## ◆市售紫雲膏多使用氧化油，效果當然不佳

很多人告訴我，覺得紫雲膏的使用效果並沒有想像中的好，我認為這是因為一般市售紫雲膏所用的麻油早已被高溫氧化，滋潤和修復的作用當然不如預期。高溫的麻油雖然香氣十足，卻具有「火毒」，無法消炎退火。

本篇所改良的紫雲膏，**建議使用低溫冷壓的麻油，加熱時盡量不要超過100度，更不要沿用傳統高溫加熱的方式炸乾藥材。**

只要將藥材浸泡久一點，成分就能溶出，做出來的紫雲膏效果極佳，遠超過一般市售成品。

對於燙傷、擦傷、刀傷、痔瘡、尿布疹、蚊蟲叮咬、溼疹、富貴手、皮膚龜裂、皮膚癢等症狀，使用紫雲膏都有不錯的效果，尤其以燙傷的功效最為顯著。

剛燙傷時切記要持續沖水或泡水，尤其是較大面積的燙傷更需如此，以迅速降低局部溫度，減少高熱所造成的破壞性，縮短復原時間，直到傷口不甚疼痛時，再塗上紫雲膏即可。

五代獨門外敷帖

## 【漢方紫雲膏】

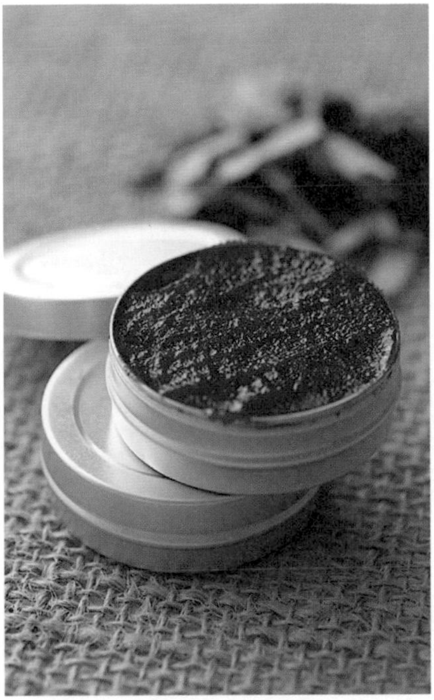

◆ **材料：** 麻油 160ml、蜂臘 18g、當歸 15 克、紫草根 25 克、冰片 5 克、薄荷腦 3 克

◆ **作法：**

❶ 將當歸及紫草根切成小細段（磨粉也可以），浸泡麻油 2 天以上。

❷ 將浸泡好的麻油連藥材加熱，最高至 100 度 2 分鐘後，轉小火維持溫度約 10 分鐘。

❸ 鍋子離火，將藥材濾出，溫度降至 80 度時，再加入蜂臘溶解攪勻。

❹ 溫度降至 60 度時加入冰片、薄荷腦攪拌均勻。

❺ 在藥汁流動性尚可時，分別倒入各個小容器中，高度到容器上限，微微有表面張力即可。

❻ 待藥汁完全冷卻凝固成藥膏後，即可上蓋完成。

◆ **用法：** 使用時，直接在患處塗抹藥膏即可。

◆ **塗用禁忌：** 傷口分泌物多時，需先清洗再塗抹。

◆ **注意事項：**

❶ 加入蜂蠟後，若鍋子離火太久，溫度降低太多，會使得藥汁過於黏稠而難以倒出，或是倒在容器中凝固的形狀變得不均勻。

❷ 冬天和夏天因氣溫不同，藥膏軟硬度也會不同，在高溫環境中，藥膏容易變軟，**故可調整蜂蠟分量，蜂蠟越多藥膏越硬。**

❸ 若要治療褥瘡，當歸和紫草的分量要互調，即當歸 25 克、紫草根 15 克。但調整過後，對於燙傷和皮膚癢的藥效會減弱。

## 症狀13 生薑蛋白糊，快速【消腫去瘀】

**有一次，和幾位朋友到友人家作客，同行的一位小朋友逕自在寬闊的院子裡奔跑追逐，一不小心跌倒受傷，不但膝蓋關節瘀青腫起，連嘴唇也破皮裂開。我仔細觀察受傷情形，關節處瘀青腫脹，但沒有破皮，嘴唇腫起並有傷口，血液已經凝固了。於是，使用生薑蛋白糊敷於小朋友的患處，1小時後，傷口就消腫了。**

我確認小朋友的傷勢後，用清水洗去關節腫脹處的泥土，並用乾淨毛巾沾水擦拭嘴上的髒汙，血塊暫時不動它。我請主人到廚房取一根嫩薑，磨成薑泥，擠出薑汁並加入半個蛋白，再與適量的麵粉和米酒混合，攪成泥糊狀，敷於關節瘀腫處。剩下的蛋白先塗一層在嘴唇的傷口及周圍腫脹處，待快乾時再塗一層，直到蛋白用完。大約一小時後，小朋友的兩處傷口皆已慢慢消腫。其實，當身體受傷時，第一個反應是組織受損、毛細血管破裂，血液滲入組織當中，身體為了修復組織和清除瘀血，會啟動發炎反應並引發疼痛，那要如何消炎止痛，才能幫助修復呢？

## 生薑及酒能促進循環，清除瘀血

我所使用的生薑蛋白糊中，生薑和酒有促進循環的作用，能快速清除瘀血；蛋白則是提供組織修復時，所需要的膠原蛋白，可加速修復的過程。麵粉則是讓材料容易混合成糊狀，並緩慢釋出藥效，不會因藥性太強而刺激皮膚，所以能得到很好的效果。

如果沒有雞蛋和米酒，**也可以用麵粉和薑汁加水混合成泥狀**，只是藥效會差一些。要是廚房裡只有生米，可將生米咬成黏糊狀，待分量足夠時再外敷到瘀腫處，也能幫助消腫止痛。

不過需注意的是，**生薑蛋白糊只有救急性，若患者的免疫力非常低，又屬於開放性傷口時，需儘速就醫，以外用抗生素藥膏治療。**

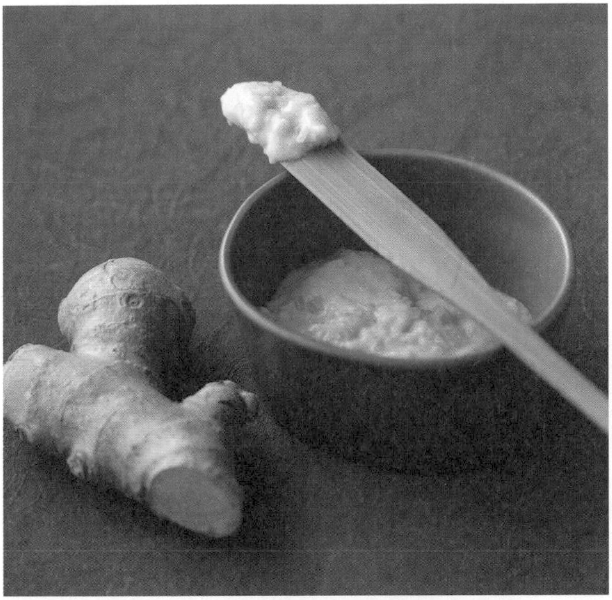

▲用麵粉和薑汁混合成泥狀，也有消腫作用。

五代獨門外敷帖

# 【生薑蛋白糊】

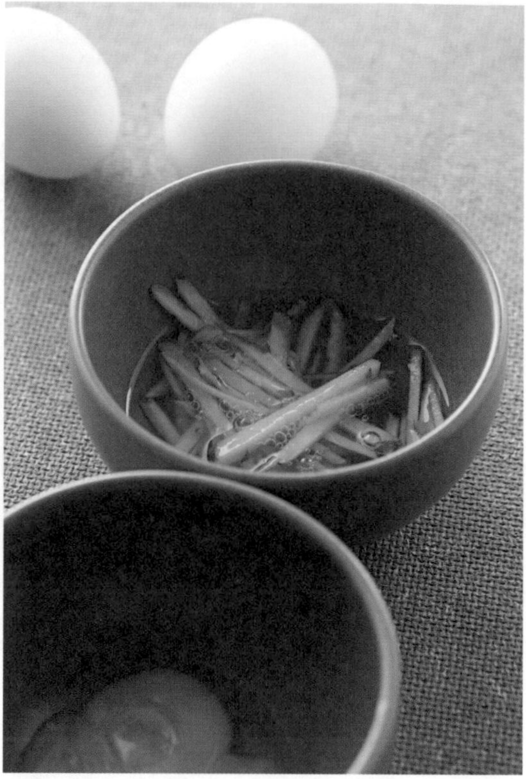

◆**材料**：嫩薑1根、蛋1顆、麵粉適量、米酒適量

◆**作法**：

❶ 嫩薑磨成薑泥，擠出薑汁。

❷ 打一顆蛋，去除蛋黃，只留下蛋白。

❸ 把薑汁和一半的蛋白混合，再加上適量的麵粉和米酒，攪成泥糊狀，不能太稠或太稀，否則難以攤塗。

◆**用法**：將蛋白糊倒在一張棉紙或乾淨棉布上，厚度約2釐米，敷於瘀腫處。

◆**塗用禁忌**：生薑蛋白糊適合剛挫傷不久，且無破皮出血，症狀較輕的患者使用。若骨折或為重大傷害，仍以就醫為第一優先。

◆**注意事項**：

❶ 若患處先以西藥消炎止痛，但效果不佳者，改用生薑蛋白糊會有不錯的改善。

❷ **若是陳年舊傷，蛋白糊中需再加入10公克的大黃粉。**

❸ 瘀腫處若有破皮流血時，使用薑和酒會刺激傷口造成疼痛，塗抹蛋白液可減緩疼痛感。

# 症狀14 老薑藥酒，【改善掉髮】效果顯著

**頭髮通常最能反應人的健康狀態，擁有濃密烏黑頭髮的人，表示氣血平和、腎氣充足；頭髮粗糙脆弱、無光澤感的人，往往氣血較為虛弱。不過，最讓人困擾的莫過於掉髮及禿頭，會影響人的外在形象及自信。為什麼會掉髮呢？中醫認為掉髮與血虛、肝鬱、腎虛及血瘀有關，舉凡遺傳、老化、壓力大、營養不良、貧血、末梢循環不良等，都是造成掉髮的原因。**

頭皮屬於血液循環的最末梢，當循環不良時，就無法運送足夠的養分供給頭皮上的髮根，頭髮得不到營養，髮根就會漸漸死亡。和男性的掉髮相比，女性多是因為貧血造成的，當血液連五臟六腑都不夠用時，位於最末梢的頭皮能分到的就更少了，髮根營養不良於是就頻頻掉髮，**此時通常只要補足血液，就可以抑止掉髮。男性的掉髮通常是男性荷爾蒙過高，或吃太多重口味的肉，導致末稍循環阻塞所引起。**

若是太常吃高熱量的食物或太甜的水果，身體來不及消耗熱量，就會在頭皮上滋

養「皮屑芽孢菌」。這種菌一旦大量增生，就會蛀蝕髮根，產生掉髮，還會夾帶大量頭皮屑和搔癢。這時可以在洗頭後，**用隔夜茶潤濕頭髮和髮根，再用乾毛巾包住頭髮10～15分鐘後沖去茶汁，或不沖去，直接吹乾也可以**，效果不錯。

## ◆老薑配藥酒，有效抑止男性的雄性禿

若是俗稱「鬼剃頭」的掉髮，則大多與壓力和生活飲食失調，引起自體免疫攻擊髮根有關。要預防這種掉髮，除了學會紓解壓力外，盡量不要熬夜，避免吃高溫烤過或油炸的食物，以及加工肉品、刺激性的東西和調味料等。

老年掉髮通常是腎氣不足所引起，中醫理論強調，「十滴汗就是一滴血，十滴血就是一滴腎精」，過度流汗、勞動和貧血都會損傷腎氣。飲食上，可以多吃黑豆、黑芝麻、黑棗、黑木耳、海帶、葡萄乾等，對於補腎和頭髮生長很有幫助。

**至於罹患雄性禿的男性，可以使用「老薑藥酒」（亦可用酒精取代藥酒），局部擦拭並按摩頭皮，能夠刺激末梢血液循環活化，避免繼續掉髮**。不過要注意的是，髮根若還沒完全萎縮，都還有治療空間；若髮根已完全死亡，頭皮出現反光發亮，就可能無法挽回了。

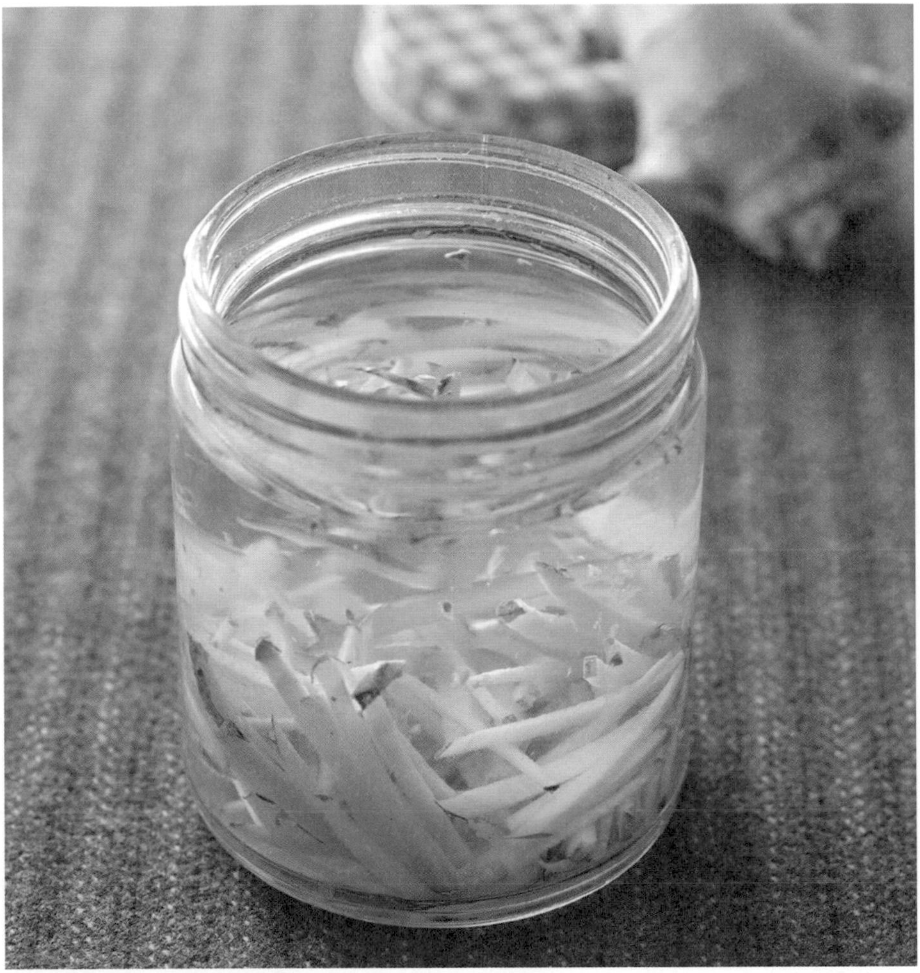

五代獨門外敷帖 **【老薑藥酒】**

◆ **材料**：老薑 4 兩，藥用酒精（酒精濃度 75%）1 瓶
◆ **作法**：老薑切成細條，泡入 300cc 的酒精中，浸泡 10 天即完成。
◆ **用法**：以棉花沾取藥酒擦拭掉髮處，一天 2 次。
◆ **塗用禁忌**：塗抹處若有毛囊發炎，或出現紅疹，請避開。

症狀15

# 煙絲泡白醋，減緩【香港腳】的發作

香港腳學名為「足癬」，是一種因皮膚黴菌所感染的疾病。黴菌喜歡悶熱潮濕的環境，所以只要腳丫子處於潮濕環境中，例如，密不透風的鞋子，或是容易流腳汗的人，就會引起黴菌滋生。台灣的氣候溫暖潮濕，正是最適合黴菌生長的環境。

香港腳並非是男性的專利，很多女性都不愛運動，身體的濕氣較重，黴菌容易感染，再加上末梢循環通常不太好，免疫力難以達到腳上的病灶，自然反覆難癒。

香港腳剛發作時，通常會從腳趾間開始脫皮、長小水泡，這時不要拖延，只要立刻用泡過香煙的白醋液塗抹在患處，乾掉後再塗一次，一天大約1～2次，幾天內患處會漸漸長出新皮而癒合。

如果患處令人搔癢難耐，代表黴菌已經深入角質層，難以殺滅。這個階段必須先用「水楊酸」（一般藥房皆可購得）破壞角質層，讓藥效滲透進去，再擦「煙絲泡白醋」才有用。

## 濕敷茶葉渣，改善香港腳的癢痛

患處若有「灼熱」癢痛的狀況時，不能擦絲白醋液，可以用泡過的茶葉渣，揉碎後濕敷腳縫，達到清涼退熱的效果。痊癒之後，記得要穿著通風的鞋子，容易流腳汗的人可以到中藥房買「枯礬粉」，撒在鞋墊上吸收濕氣，以預防黴菌滋生。

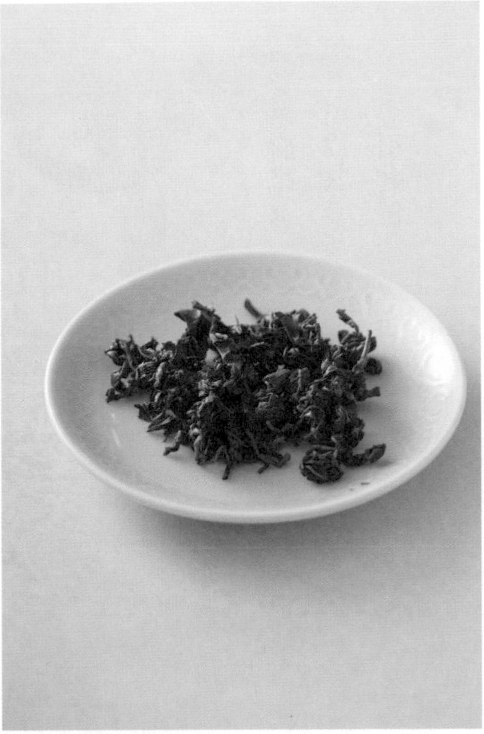

▲泡過的茶葉渣能止癢，更有清涼退熱作用。

**五代獨門** 張院長養生觀

### 養成5種好習慣，香港腳可完全治癒

1. 穿著透氣通風的棉質襪，並每天更換清洗。
2. 避免穿塑膠鞋或不透氣的球鞋。
3. 沐浴後要擦乾腳趾，特別是趾縫間，要完全擦乾。
4. 身體其他部位若有黴菌感染時，應及早治療，避免交互傳染。
5. 不要與他人共穿鞋子、襪子，也要減少光腳試鞋的機會。

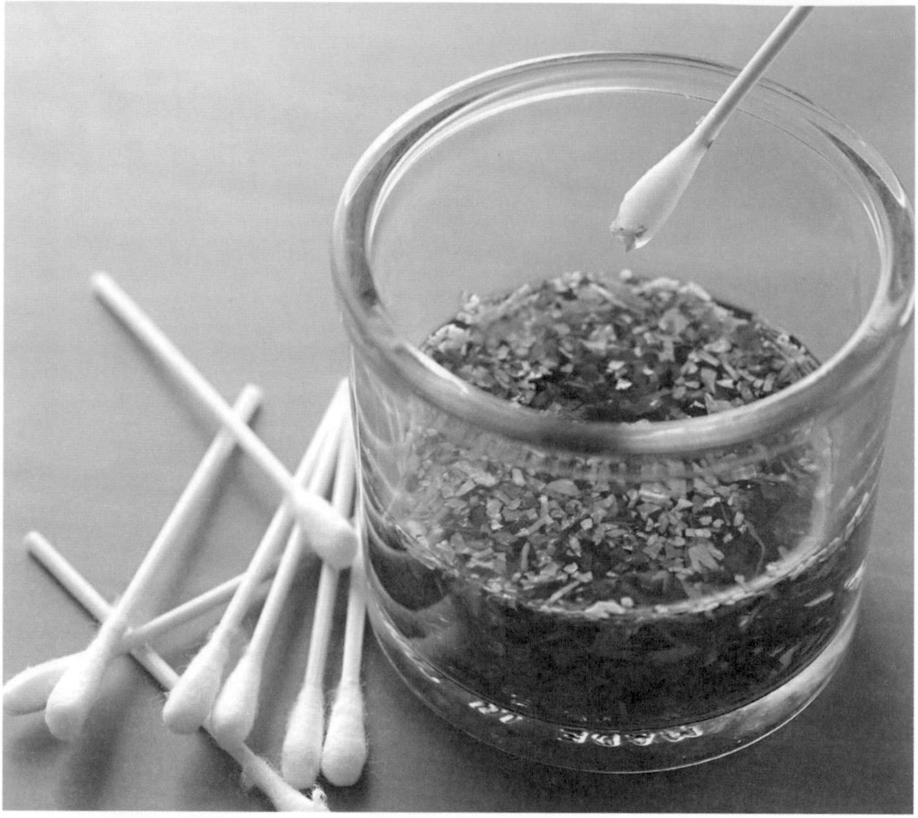

## 五代獨門外敷帖 【煙絲泡白醋】

◆ **材料**：香煙 2 根，白醋 80 ～ 100cc

◆ **作法**：將香煙剝除後取出煙絲，浸泡在裝有白醋的玻璃瓶中，再搖晃瓶身，大約擺放半天到一天後即完成。

◆ **用法**：以棉花棒沾醋，擦拭患部。

◆ **塗用禁忌**：

❶ **患處出現發炎紅痛或灼熱狀況者，不宜使用。**

❷ 若潰爛的傷口深達真皮層正在出血，或是見到出血點時也不要使用，以免醋液過度刺激患處而疼痛。

HealthTree 健康樹　健康樹 023

# 五代中醫《下》養生解毒 50 招

## 「體質」決定治病方式，破解 17 個健康迷思，用 20 帖天然食補「把病吃好」！


作　　者　張鐘元・張維鈞
封面設計　張天薪
內文排版　菩薩蠻數位文化有限公司
行銷企劃　蔡雨庭・黃安汝
出版一部總編輯　紀欣怡

出 版 者　采實文化事業股份有限公司
業務發行　張世明・林踏欣・林坤蓉・王貞玉
國際版權　施維真・王盈潔
印務採購　曾玉霞
會計行政　李韶婉・許俽瑀・張婕莛
法律顧問　第一國際法律事務所　余淑杏律師
電子信箱　acme@acmebook.com.tw
采實官網　www.acmebook.com.tw
采實臉書　www.facebook.com/acmebook01

I S B N　978-986-6228-51-3
定　　價　350 元
初版一刷　2013 年 10 月
初版八刷　2023 年 10 月
劃撥帳號　50148859
劃撥戶名　采實文化事業股份有限公司
104 台北市中山區南京東路二段 95 號 9 樓
電話：(02)2511-9798　傳真：(02)2571-3298

國家圖書館出版品預行編目資料

五代中醫 . 下 ,「體質」決定治病方式，破解 17 個健康迷思，用 20 帖天然食補「把病吃好」！
/ 張維鈞作 . -- 初版 . -- 臺北市 : 采實文化 , 民 102.10
224 面 ; 17*23　公分 . -- ( 健康樹系列 ; 23)
ISBN 978-986-6228-51-3( 平裝 )
1.CST: 中醫治療學 2.CST: 健康飲食 3.CST: 問題集

413.2022　101020402



【張鐘元中醫診所】
地址：台南市新營區文化街 13 之 1 號
電話：（06）632-3832

【濟生中醫診所】
地址：台中市北區西屯路一段 464 號之 1 號
電話：（04）2207-6836（下午 2：00 之後）

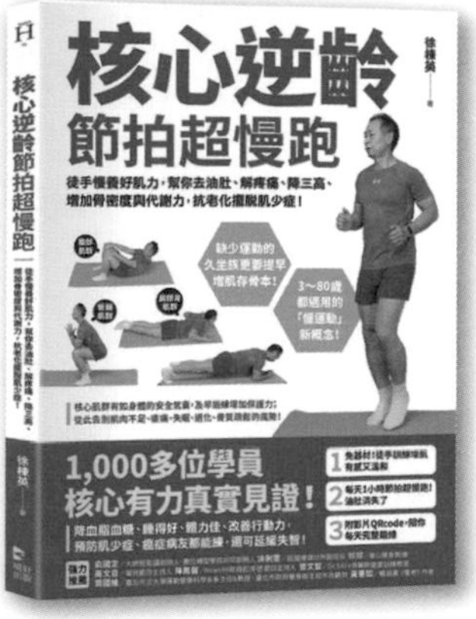


## 核心逆齡節拍超慢跑

**徒手慢養好肌力，幫你去油肚、解疼痛、降三高、增加骨密度與代謝力，抗老化擺脫肌少症！**

徐棟英 著

【上班族、中年 & 銀髮族遠離肌少症，「溫和又有效」的居家運動】
免輔具、不受場地限制「徒手練核心」x 不傷膝蓋的「節拍超慢跑」，降血脂血糖、睡得好、體力佳、改善行動力，預防肌少症、癌症病友都能練，還可延緩失智！

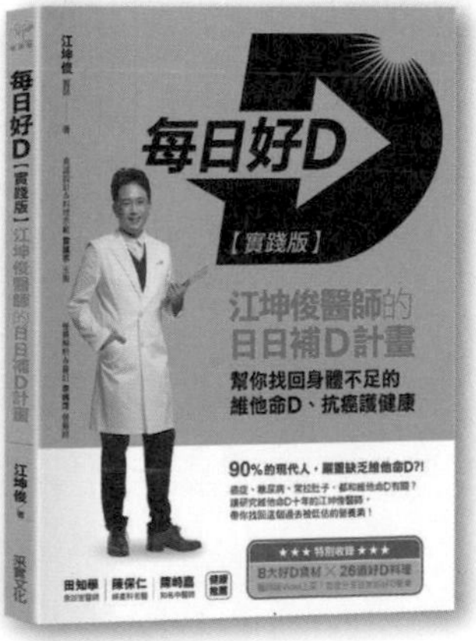


## 每日好 D【實踐版】

**江坤俊醫師的日日補 D 計畫，**
**幫你找回身體不足的維他命 D、抗癌護健康**

江坤俊 著

90% 的現代人，嚴重缺乏維他命 D ？！
癌症、糖尿病、常拉肚子，都和維他命 D 有關？
讓研究維他命 D 十年的江坤俊醫師，帶你找回這個過去被低估的營養素！

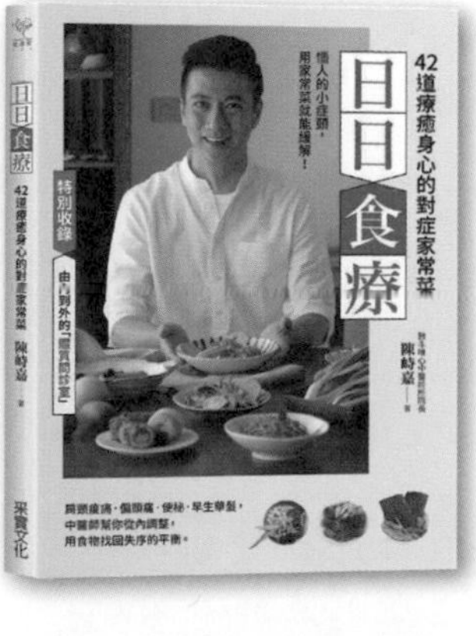


## 日日食療

**中醫師精心設計 42 道療癒身心的對症家常菜**

陳峙嘉 著

惱人的小症頭，家常菜就能緩解！
解決肩頸痠痛、偏頭痛、便祕、尿床、頭髮花白……
由內到外的體質問診室 x40 道對症家常菜，
中醫師幫你從內調整，用食物找回失序的平衡。

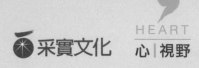

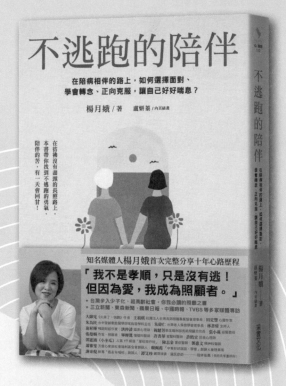